痛过才懂带状疱疹

主 审　杨维中

主 编　冯录召　姜玢杉　许松涛

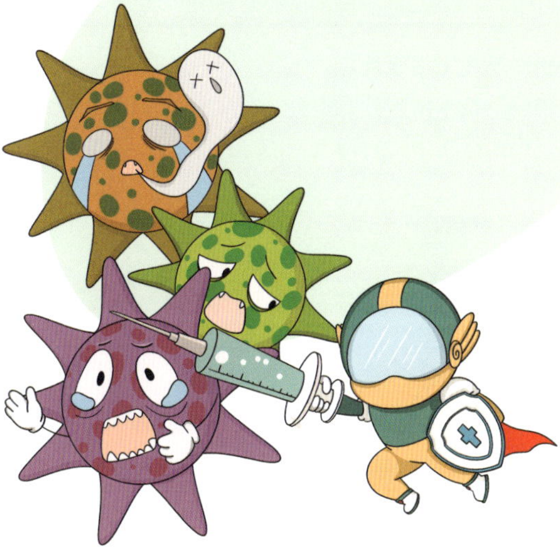

中国科学技术出版社

·北 京·

图书在版编目（CIP）数据

痛过才懂带状疱疹 / 冯录召，姜玢杉，许松涛主编 .
-- 北京：中国科学技术出版社，2024.5
ISBN 978-7-5236-0716-9

Ⅰ. ①痛… Ⅱ. ①冯… ②姜… ③许… Ⅲ. ①带状疱疹－防治－普及读物 Ⅳ. ① R752.1-44

中国国家版本馆 CIP 数据核字（2024）第 090986 号

责任编辑	何红哲　韩　颖
装帧设计	中文天地
绘　　画	北京共创家园文化传媒有限公司
责任校对	焦　宁
责任印制	徐　飞

出　　版	中国科学技术出版社
发　　行	中国科学技术出版社有限公司
地　　址	北京市海淀区中关村南大街 16 号
邮　　编	100081
发行电话	010-62173865
传　　真	010-62173081
网　　址	http://www.cspbooks.com.cn

开　　本	880mm × 1230mm　1/32
字　　数	65 千字
印　　张	3.5
版　　次	2024 年 5 月第 1 版
印　　次	2024 年 5 月第 1 次印刷
印　　刷	北京顶佳世纪印刷有限公司
书　　号	ISBN 978-7-5236-0716-9 / R · 3276
定　　价	29.80 元

目录

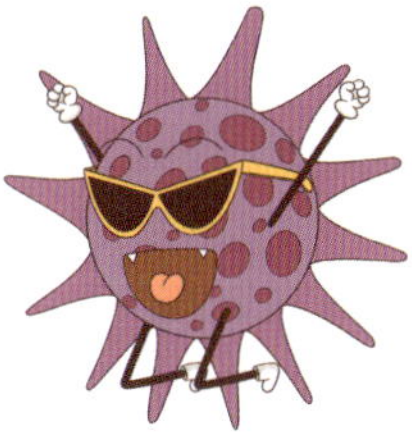

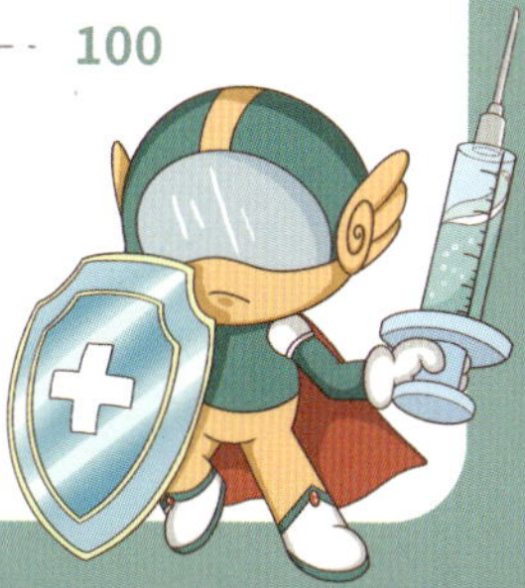

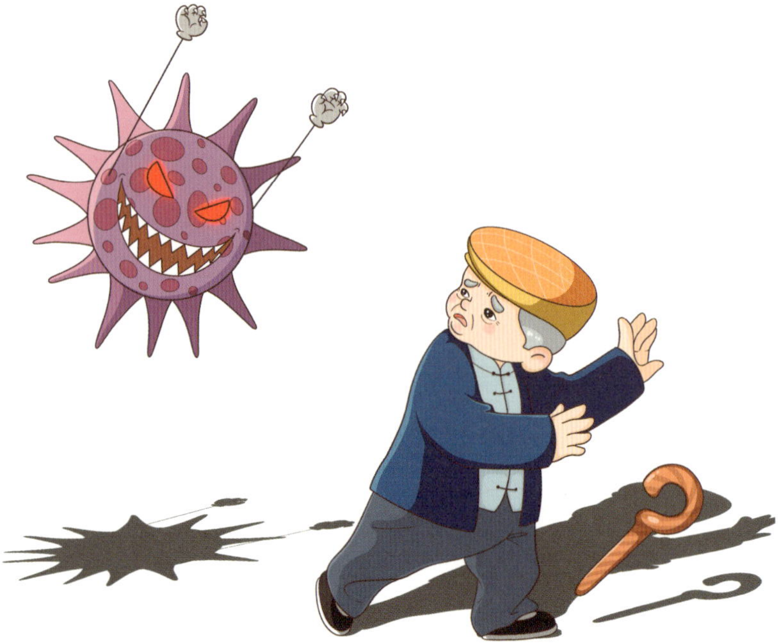

带状疱疹的那些事儿

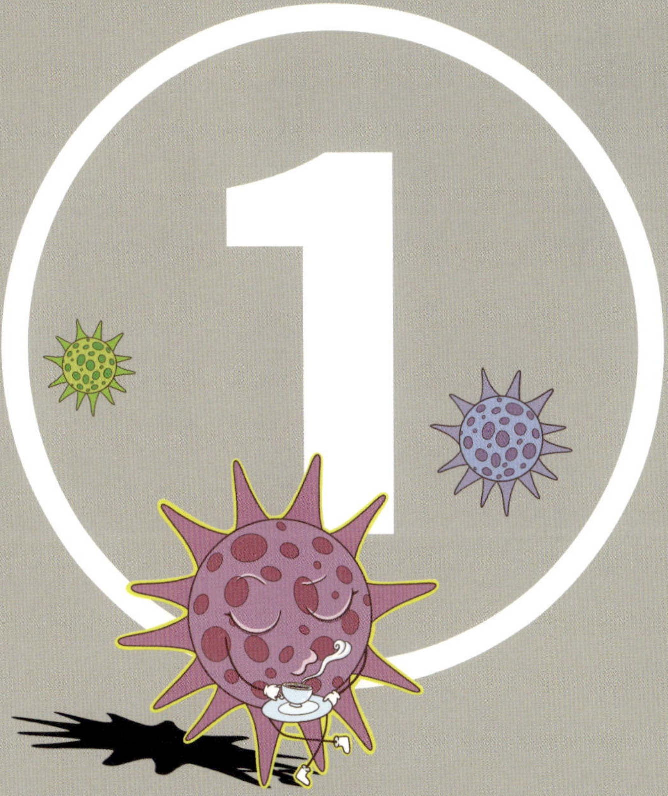

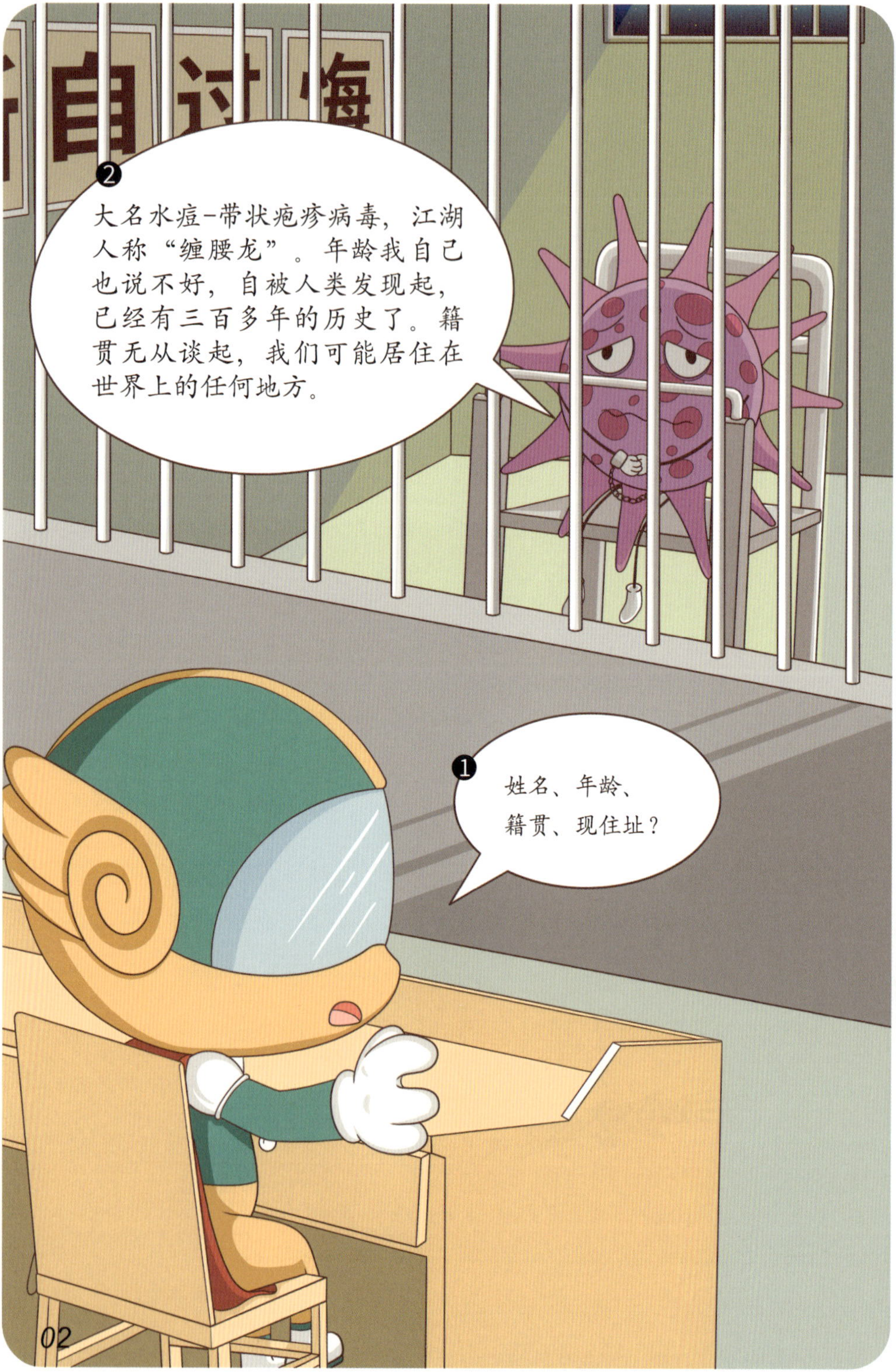
自讨悔
姓名、年龄、籍贯、现住址？
大名水痘-带状疱疹病毒，江湖人称“缠腰龙”。年龄我自己也说不好，自被人类发现起，已经有三百多年的历史了。籍贯无从谈起，我们可能居住在世界上的任何地方。

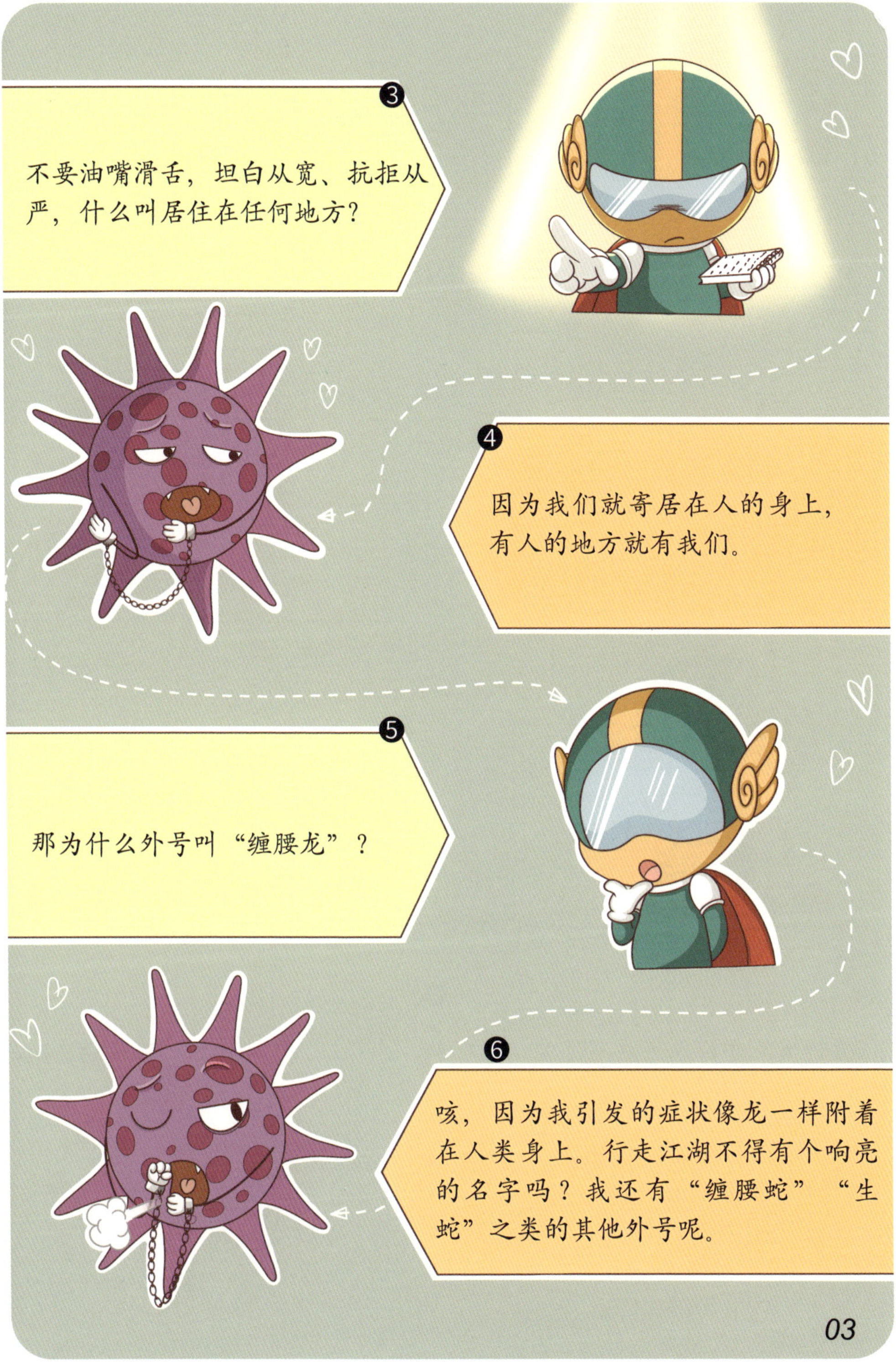
3
不要油嘴滑舌，坦白从宽、抗拒从严，什么叫居住在任何地方？
4
因为我们就寄居在人的身上，有人的地方就有我们。
5
那为什么外号叫“缠腰龙”？
6
咳，因为我引发的症状像龙一样附着在人类身上。行走江湖不得有个响亮的名字吗？我还有“缠腰蛇”“生蛇”之类的其他外号呢。

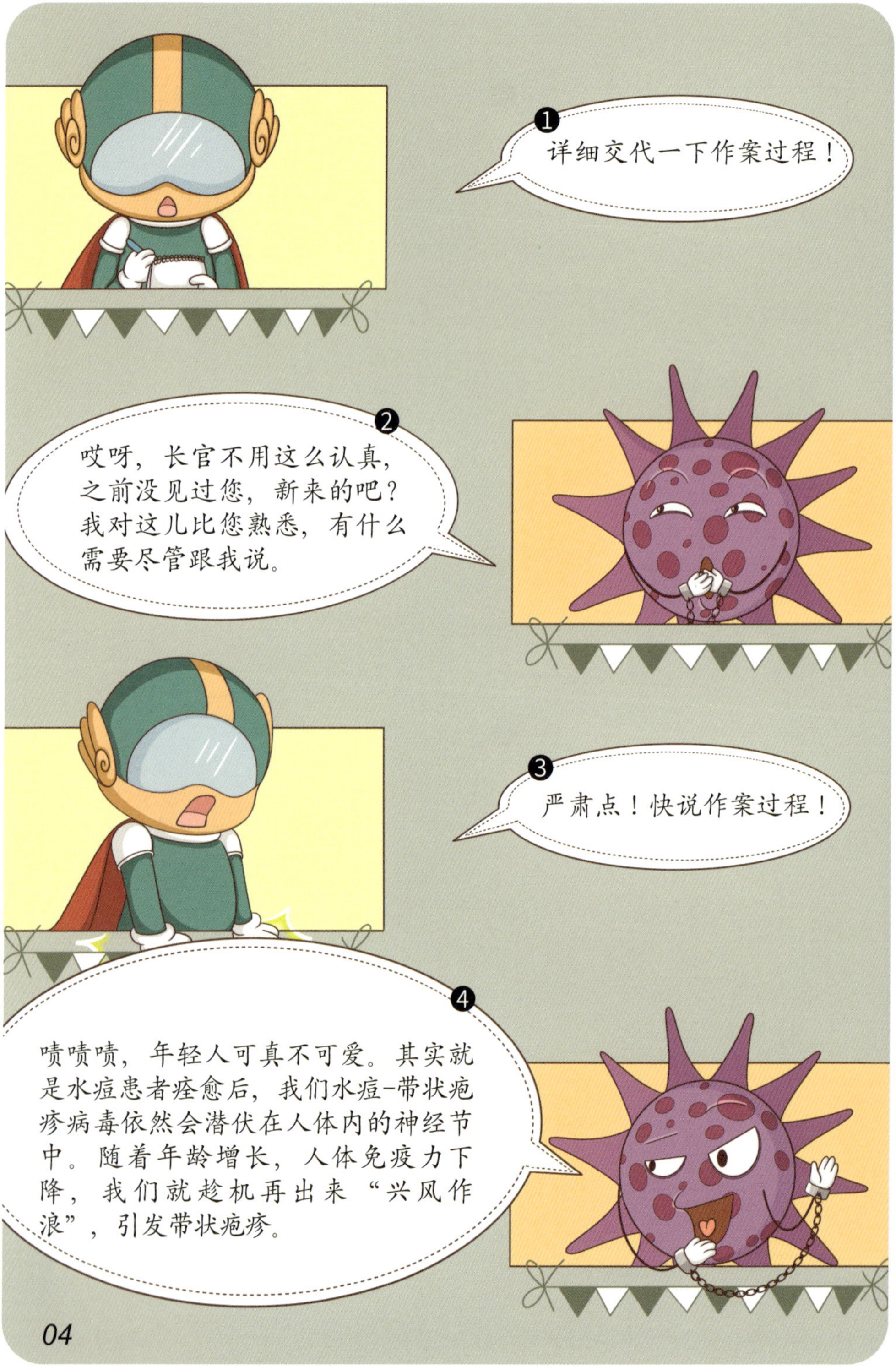

1 详细交代一下作案过程！
2 哎呀，长官不用这么认真，之前没见过您，新来的吧？我对这儿比您熟悉，有什么需要尽管跟我说。
3 严肃点！快说作案过程！
4 啧啧啧，年轻人可真不可爱。其实就是水痘患者痊愈后，我们水痘-带状疱疹病毒依然会潜伏在人体内的神经节中。随着年龄增长，人体免疫力下降，我们就趁机再出来“兴风作浪”，引发带状疱疹。

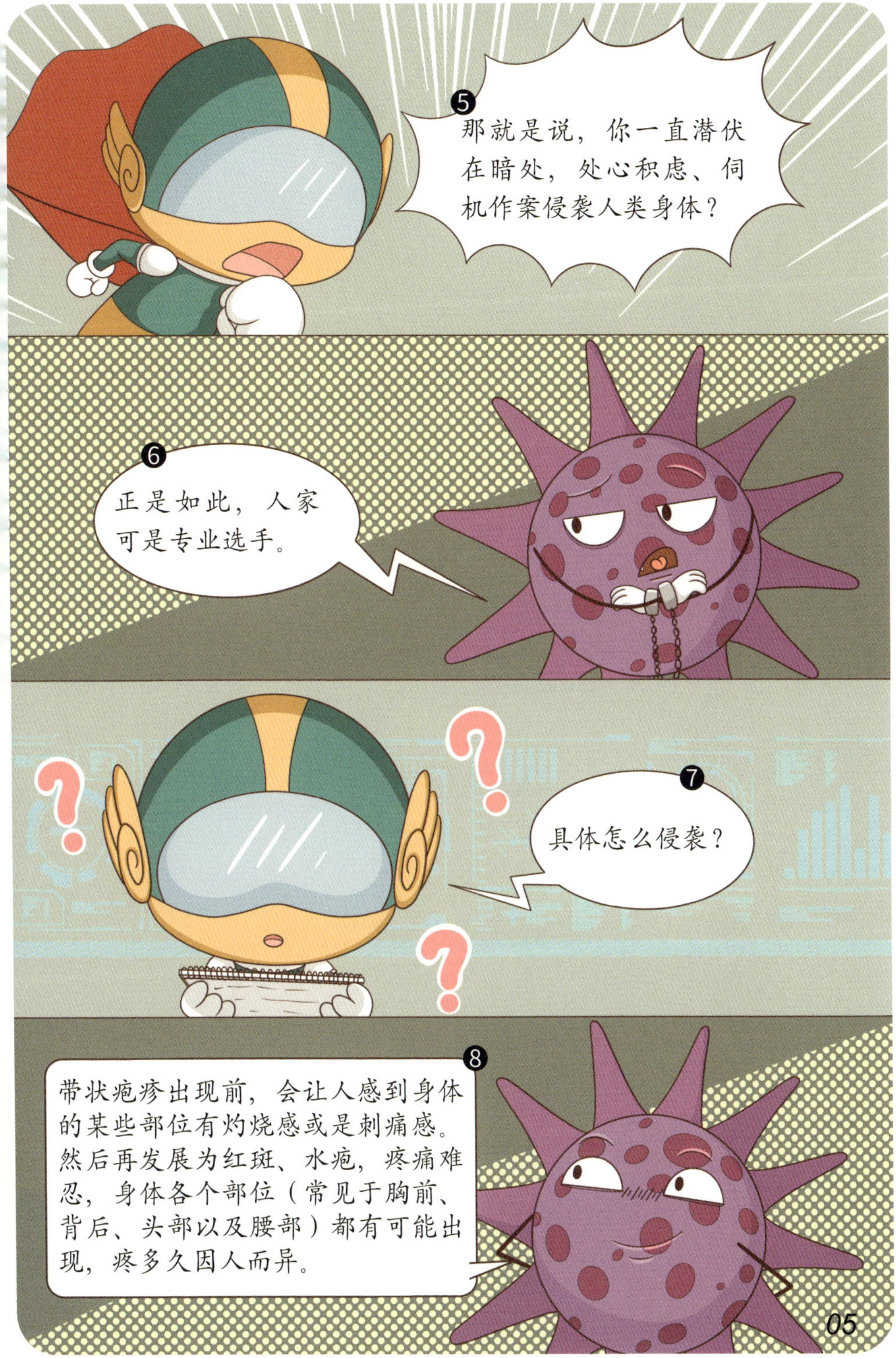
5
那就是说，你一直潜伏在暗处，处心积虑、伺机作案侵袭人类身体？
6
正是如此，人家可是专业选手。
7
具体怎么侵袭？
8
带状疱疹出现前，会让人感到身体的某些部位有灼烧感或是刺痛感。然后再发展为红斑、水疱，疼痛难忍，身体各个部位（常见于胸前、背后、头部以及腰部）都有可能出现，疼多久因人而异。

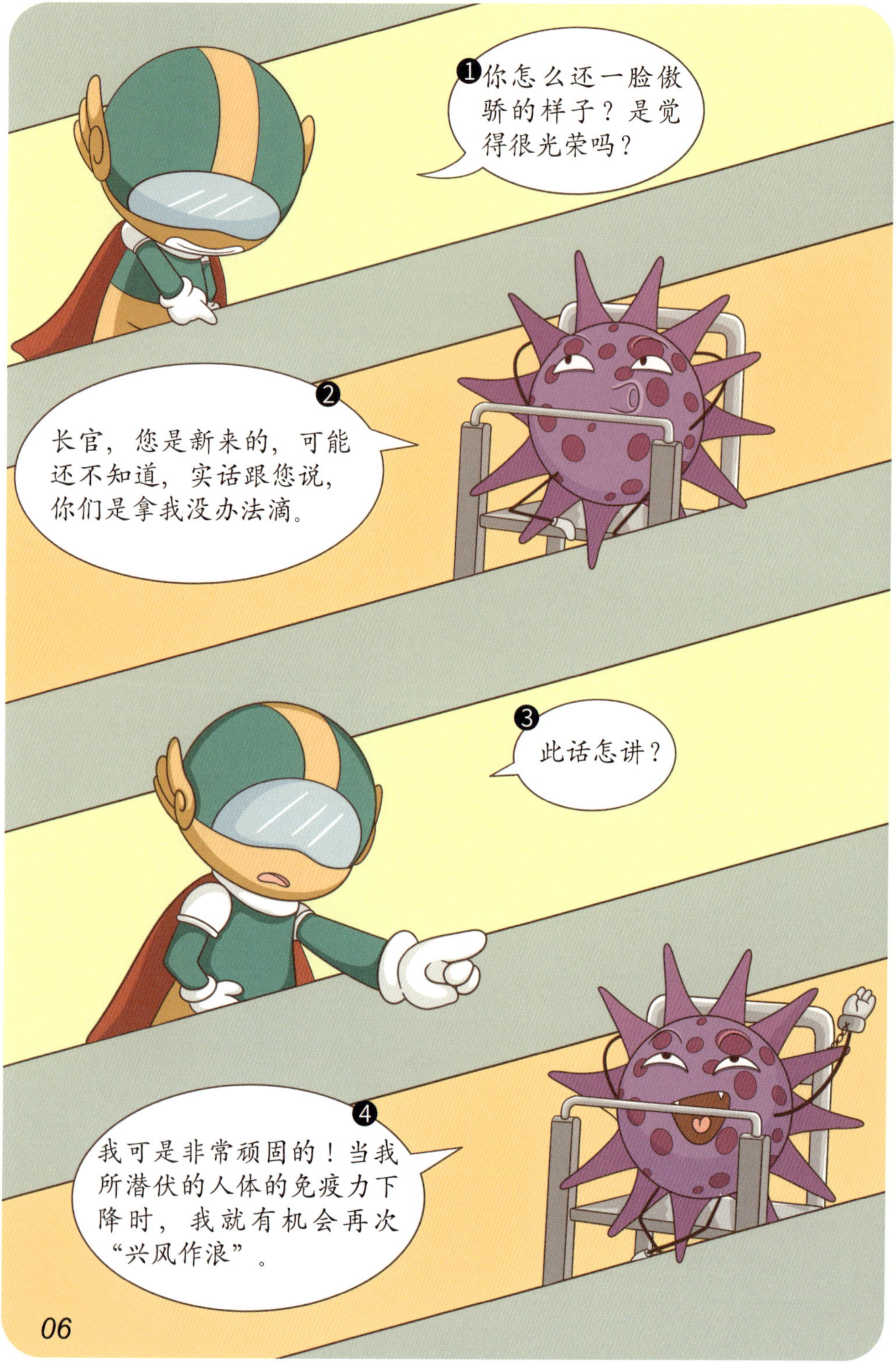
1你怎么还一脸傲骄的样子？是觉得很光荣吗？
2长官，您是新来的，可能还不知道，实话跟您说，你们是拿我没办法滴。
3此话怎讲？
4我可是非常顽固的！当我所潜伏的人体的免疫力下降时，我就有机会再次“兴风作浪”。

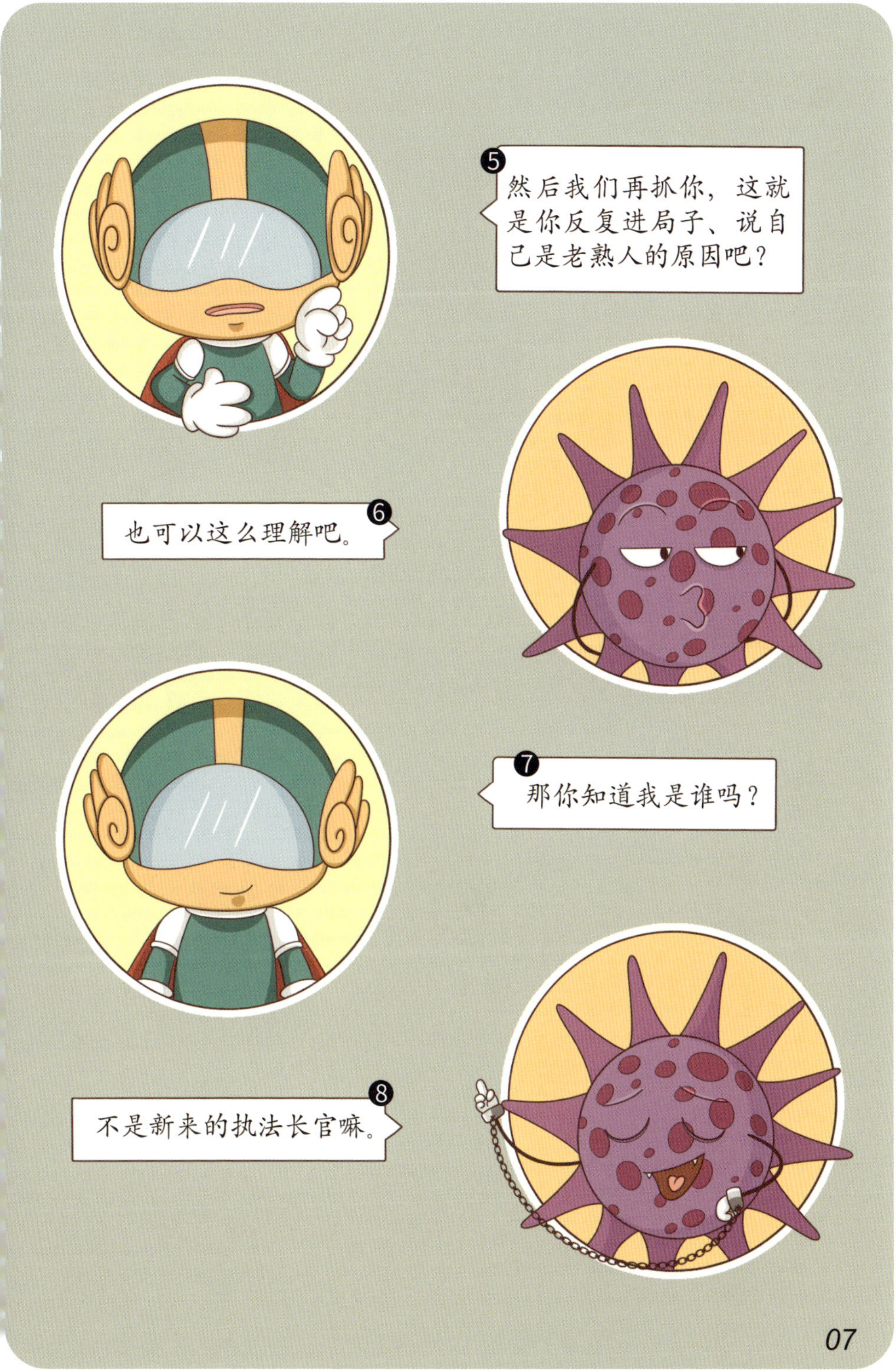
5
然后我们再抓你，这就是你反复进局子、说自己是老熟人的原因吧？
6
也可以这么理解吧。
7
那你知道我是谁吗？
8
不是新来的执法长官嘛。

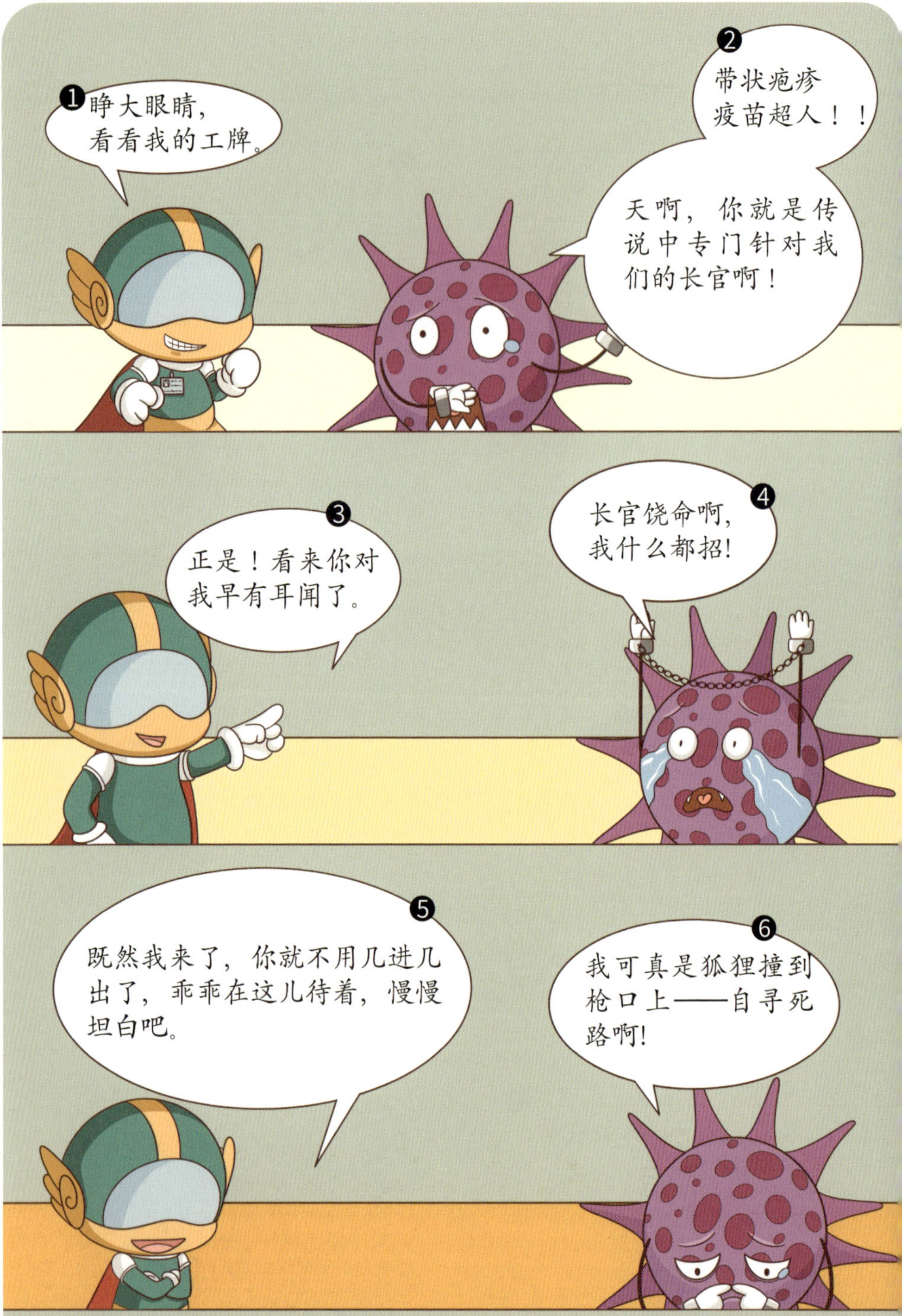
睁大眼睛，看看我的工牌。
带状疱疹疫苗超人！！
天啊，你就是传说中专门针对我们的长官啊！
正是！看来你对我早有耳闻了。
长官饶命啊，我什么都招！
既然我来了，你就不用几进几出了，乖乖在这儿待着，慢慢坦白吧。
我可真是狐狸撞到枪口上——自寻死路啊！

【tips】

带状疱疹又称“缠腰龙”“缠腰火龙”“蛇盘疮”和“飞蛇病”等，是由水痘-带状疱疹病毒引起的感染性皮肤病，中医称为“缠腰火龙”“缠腰火丹”，俗称“蜘蛛疮”“蛇丹”。疾病的主要特点为簇集水疱，可伴有明显灼热感或神经痛。水痘-带状疱疹病毒感染人体后，可长期潜伏在脊髓后根神经节或颅神经节内，免疫功能减弱可诱发水痘-带状疱疹病毒再度活动、生长繁殖，沿周围神经波及皮肤，发生带状疱疹。带状疱疹有复发的可能性，多侵袭免疫力低下、生活不规律的人群。

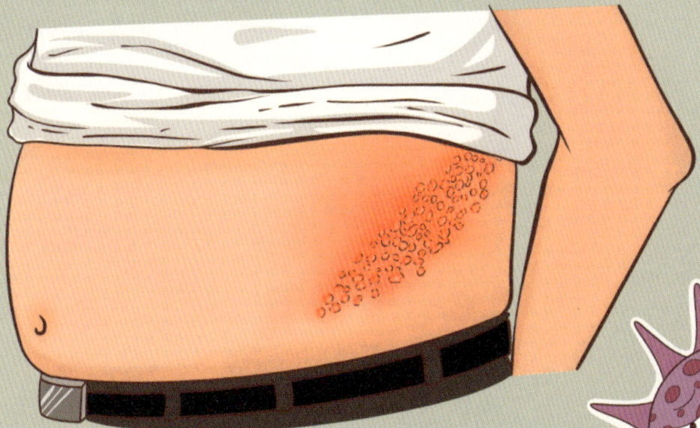

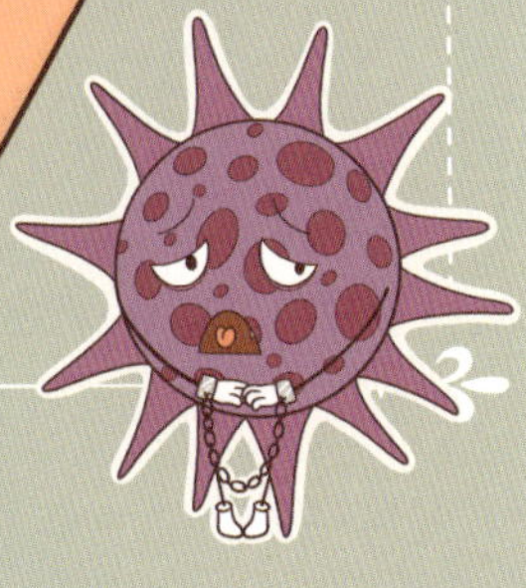

浑身疼痛的刘爷爷

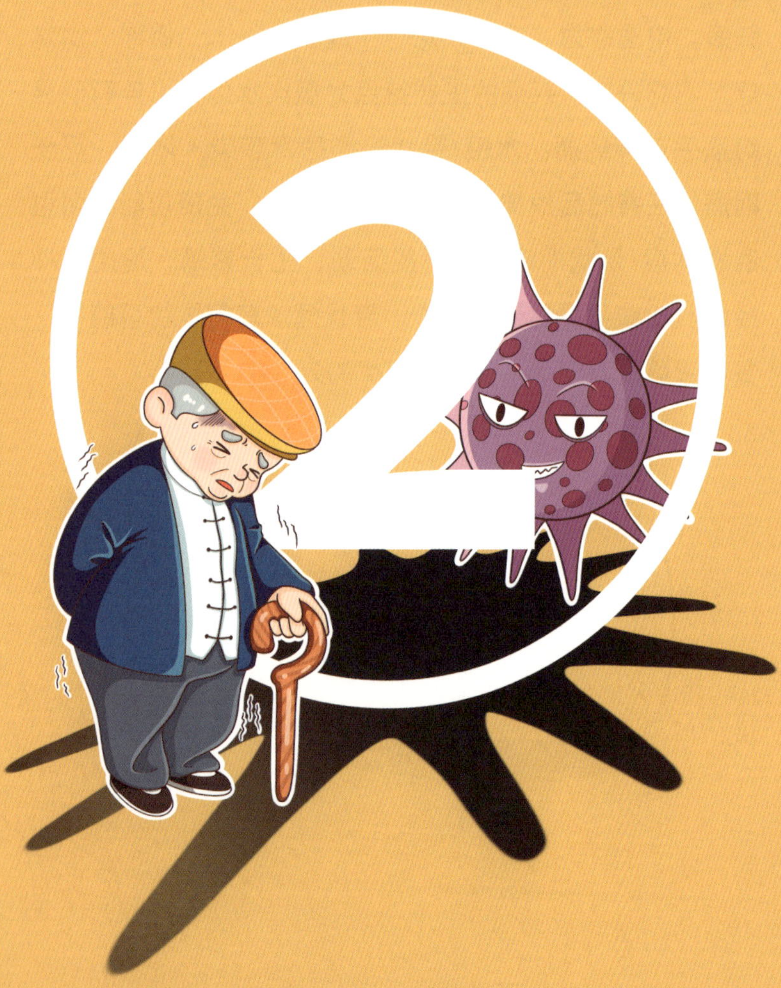

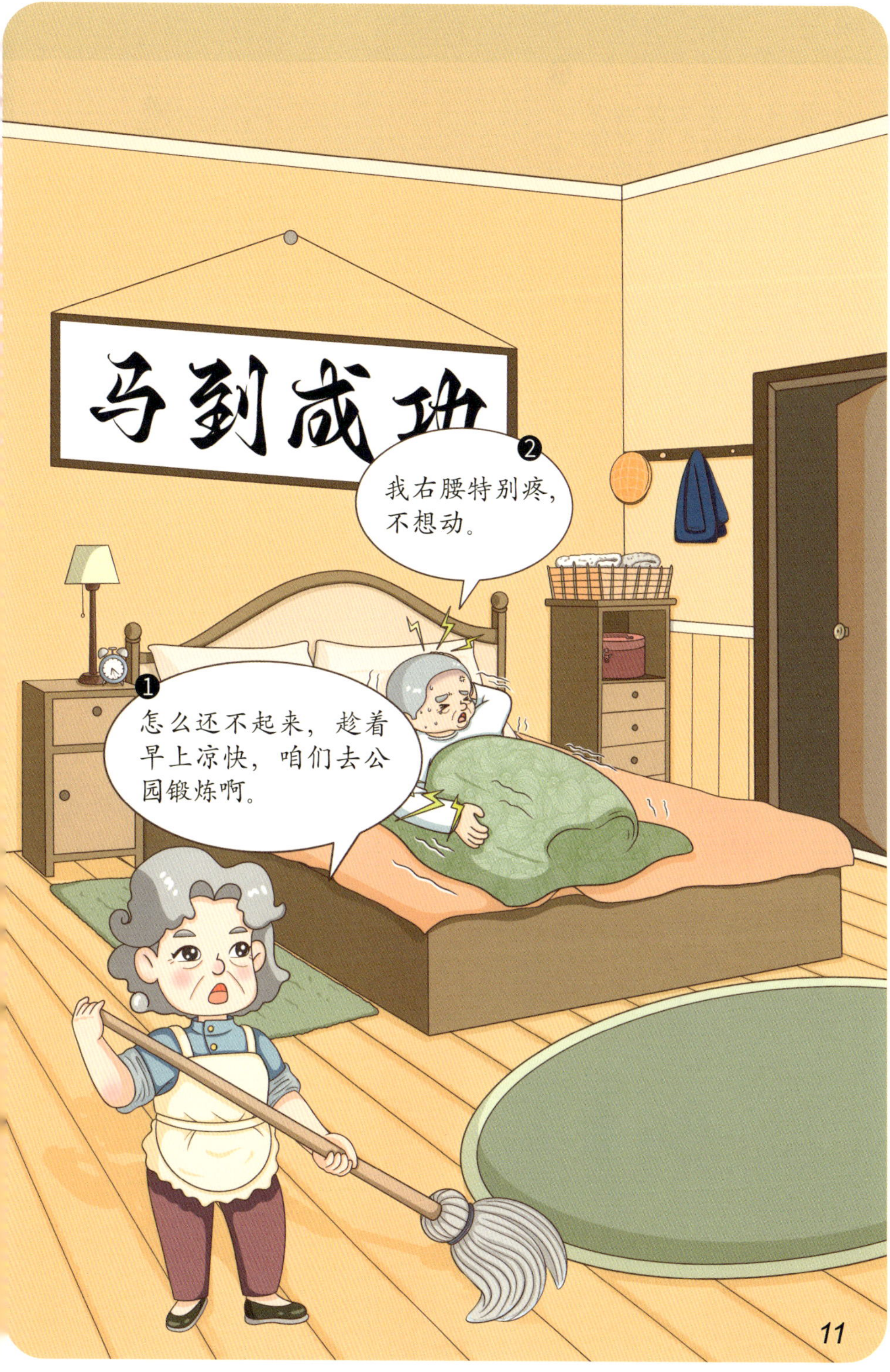
马到成功
怎么还不起来，趁着早上凉快，咱们去公园锻炼啊。
我右腰特别疼，不想动。

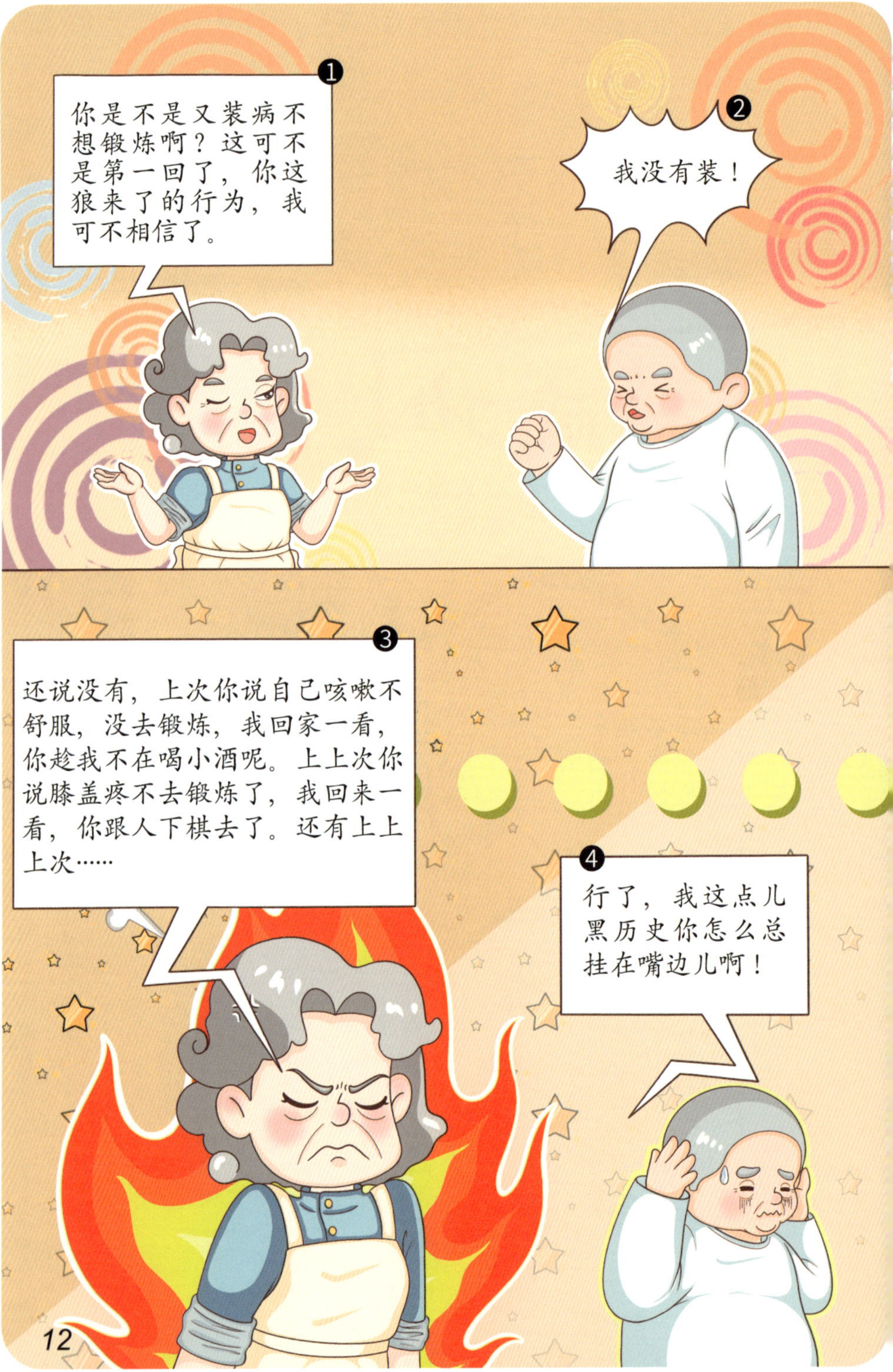
你是不是又装病不想锻炼啊？这可不是第一回了，你这狼来了的行为，我可不相信了。
我没有装！
还说没有，上次你说自己咳嗽不舒服，没去锻炼，我回家一看，你趁我不在喝小酒呢。上上次你说膝盖疼不去锻炼了，我回来一看，你跟人下棋去了。还有上上上次……
行了，我这点儿黑历史你怎么总挂在嘴边儿啊！

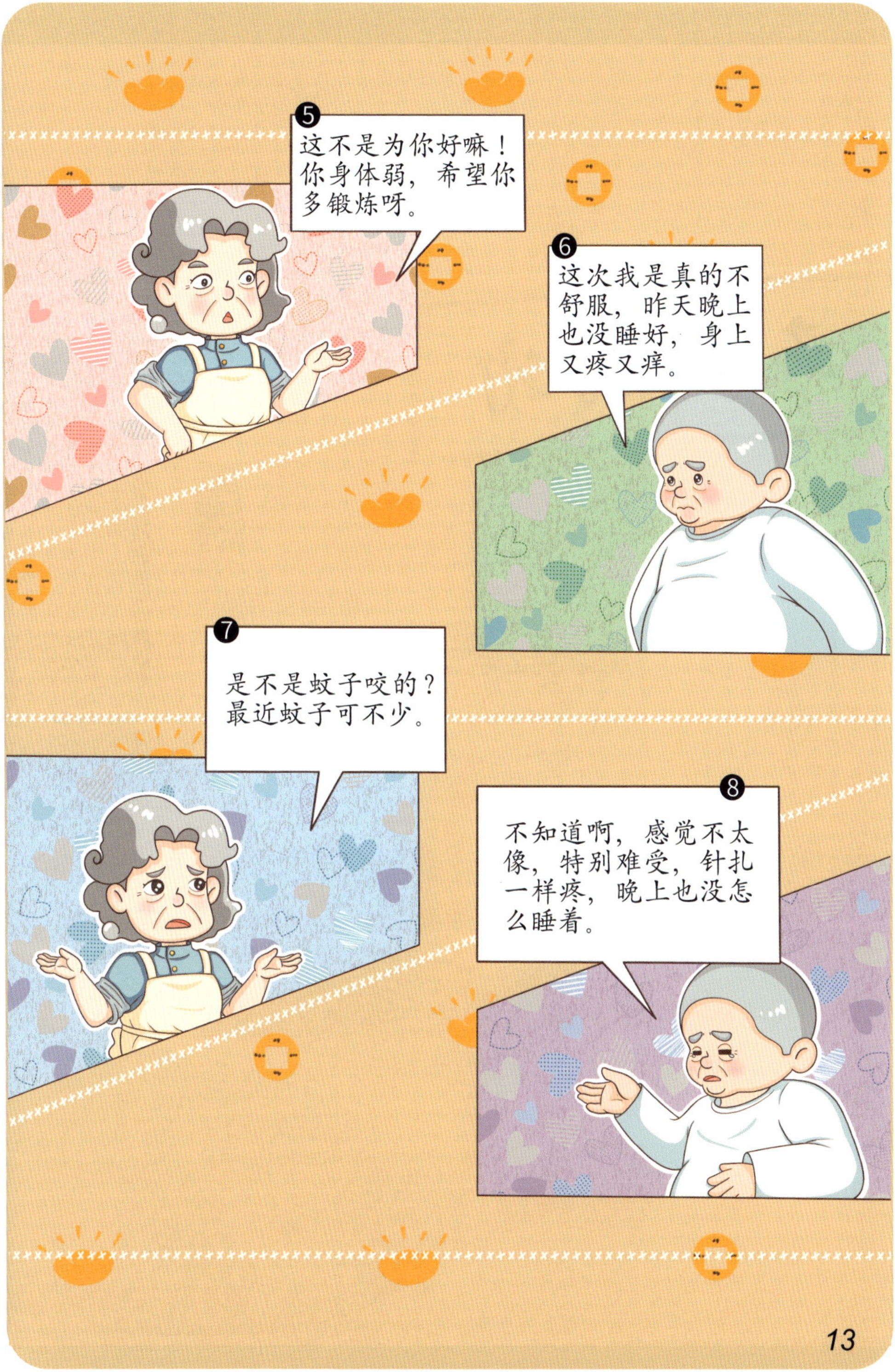
5
这不是为你好嘛！你身体弱，希望你多锻炼呀。
6
这次我是真的不舒服，昨天晚上也没睡好，身上又疼又痒。
7
是不是蚊子咬的？最近蚊子可不少。
8
不知道啊，感觉不太像，特别难受，针扎一样疼，晚上也没怎么睡着。

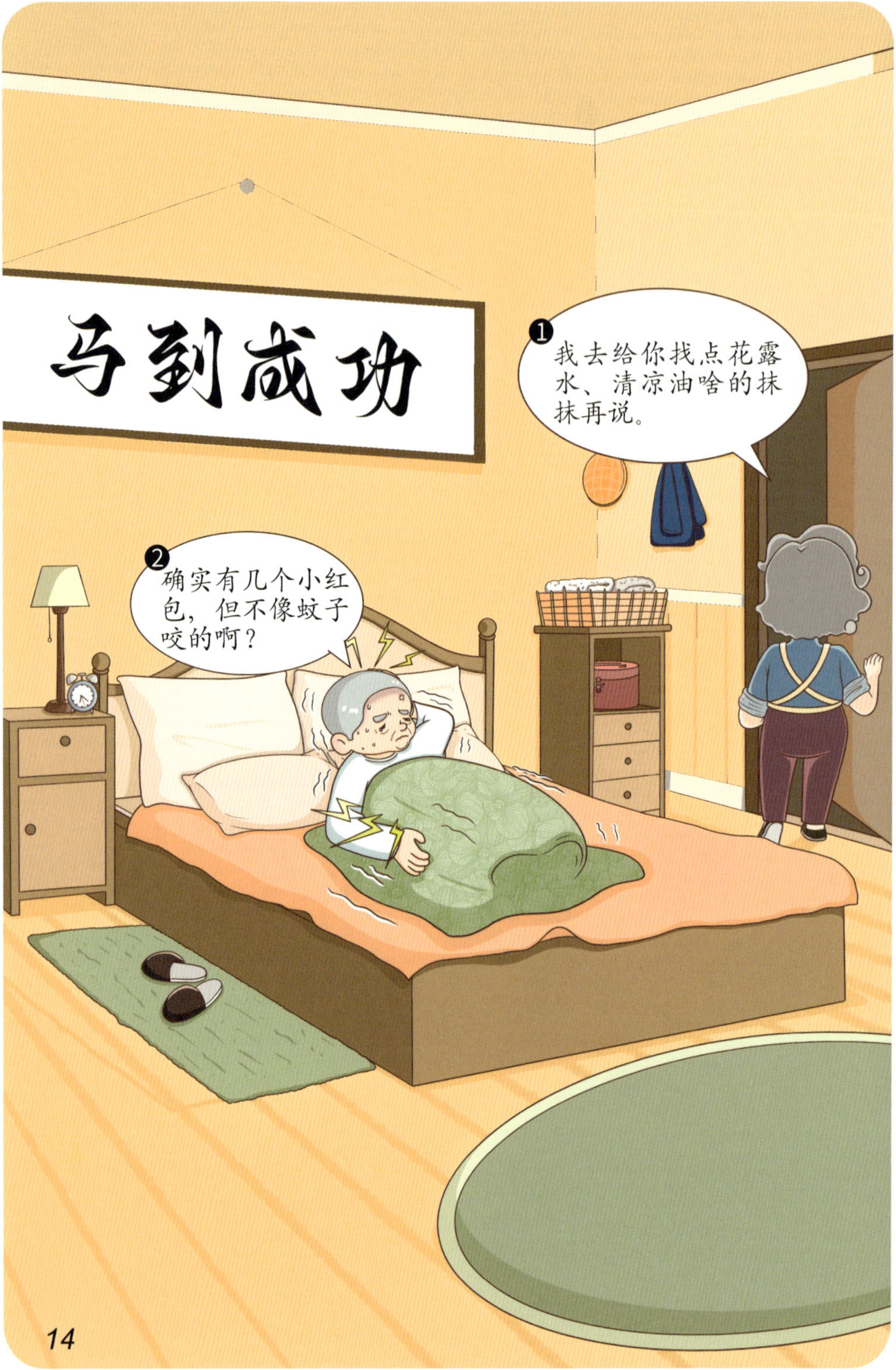
马到成功
1 我去给你找点花露水、清凉油啥的抹抹再说。
2 确实有几个小红包，但不像蚊子咬的啊？

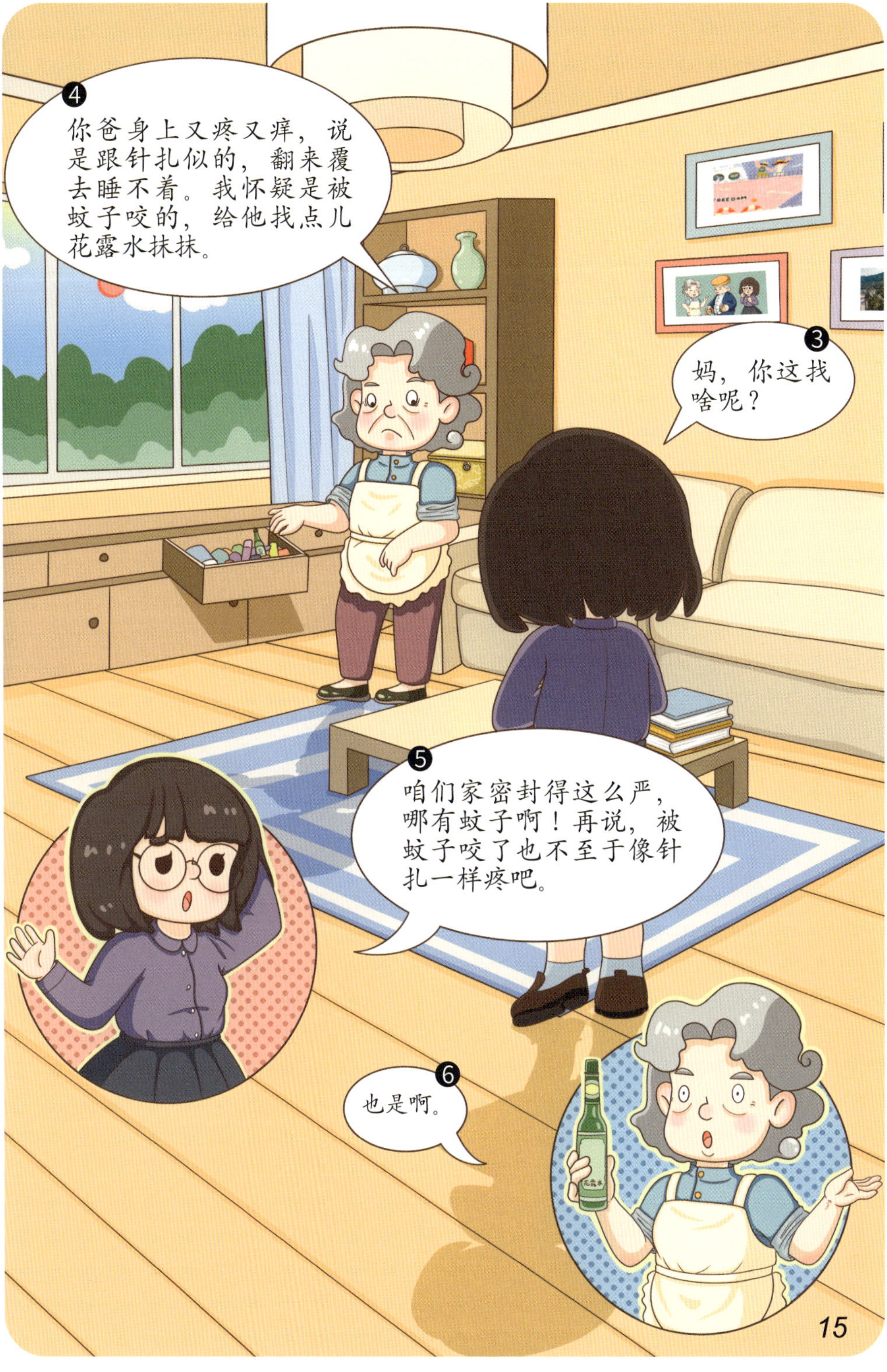
3 妈，你这找啥呢？
4 你爸身上又疼又痒，说是跟针扎似的，翻来覆去睡不着。我怀疑是被蚊子咬的，给他找点儿花露水抹抹。
5 咱们家密封得这么严，哪有蚊子啊！再说，被蚊子咬了也不至于像针扎一样疼吧。
6 也是啊。

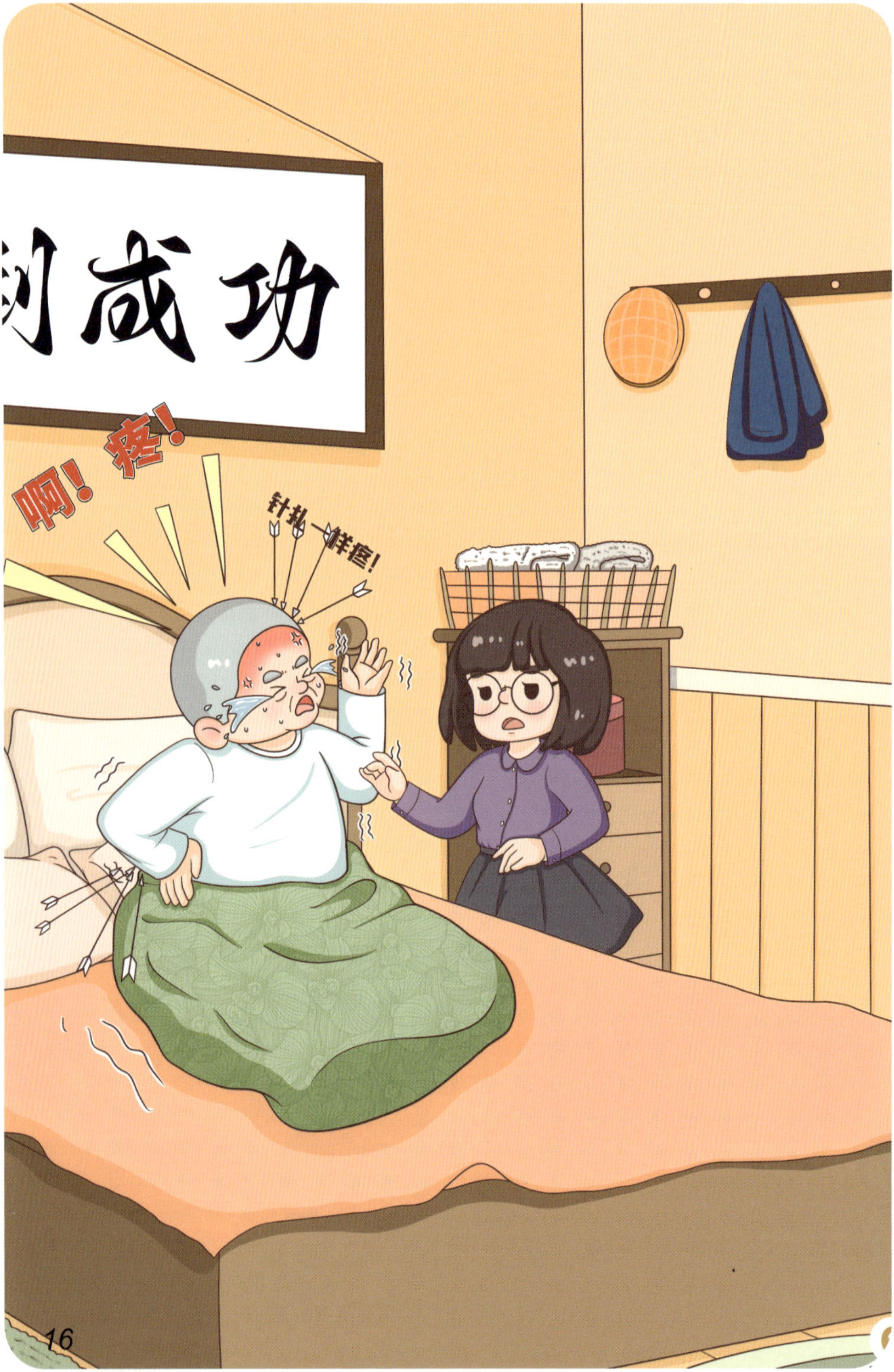
成功
啊！
疼！
针扎一样疼！

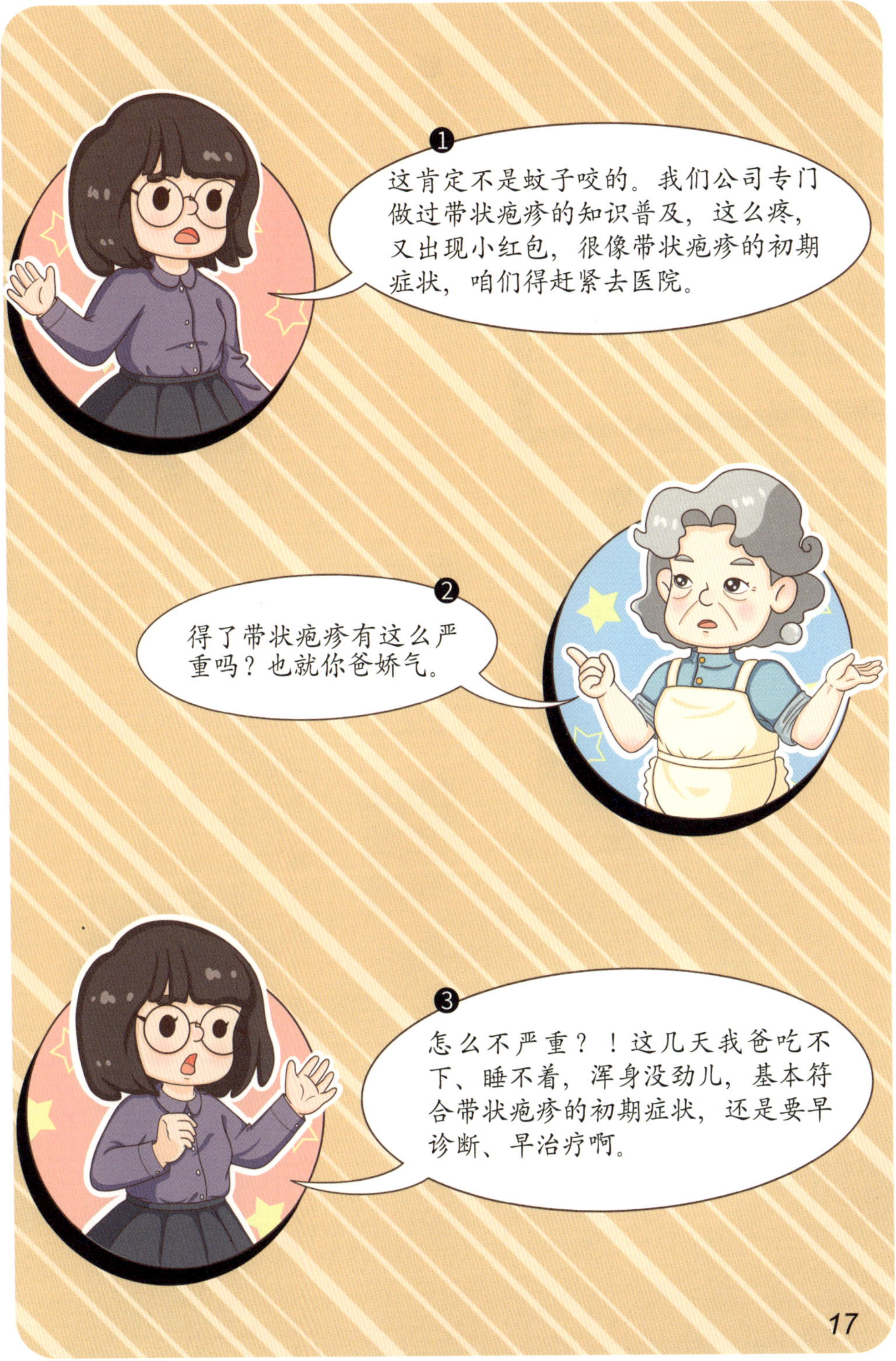
1
这肯定不是蚊子咬的。我们公司专门做过带状疱疹的知识普及，这么疼，又出现小红包，很像带状疱疹的初期症状，咱们得赶紧去医院。
2
得了带状疱疹有这么严重吗？也就你爸娇气。
3
怎么不严重？！这几天我爸吃不下、睡不着，浑身没劲儿，基本符合带状疱疹的初期症状，还是要早诊断、早治疗啊。

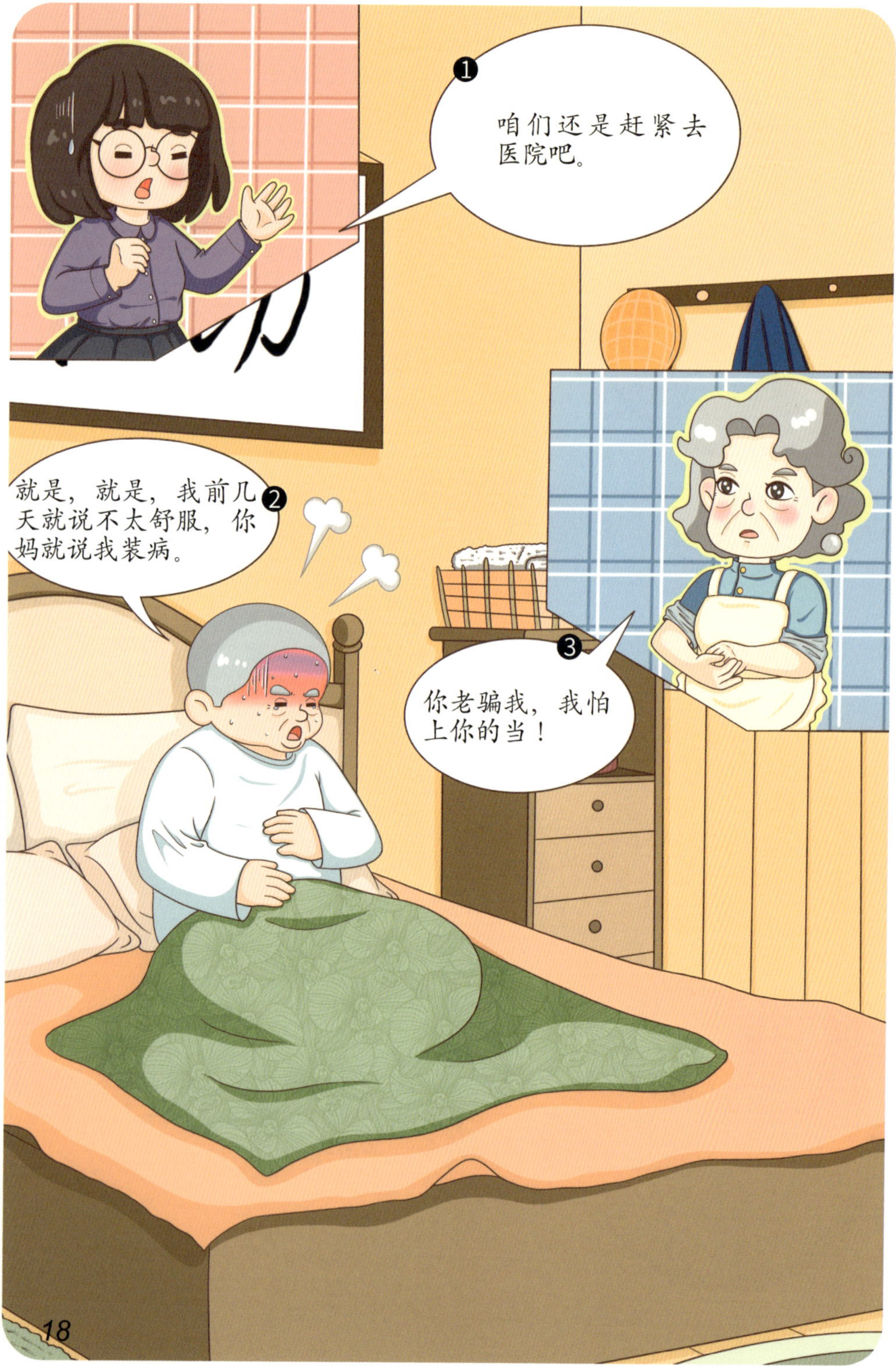
❶
咱们还是赶紧去医院吧。
❷
就是，就是，我前几天就说不太舒服，你妈就说我装病。
❸
你老骗我，我怕上你的当！

【tips】

水痘-带状疱疹病毒一般先引起轻度的早期症状，如发热、乏力、全身不适、食欲不振、局部淋巴结肿痛，以及患处皮肤灼热、感觉过敏或神经痛等。神经痛常出现在发疹或出疹时，并可逐渐加剧。老年患者则更明显，疼痛呈阵发性加剧，难以忍受，且在皮损消退后持续数月或更久。

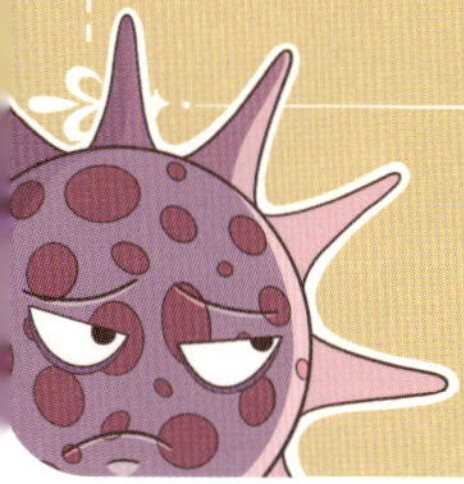

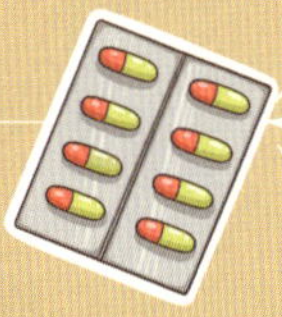

得过水痘还会得带状疱疹吗

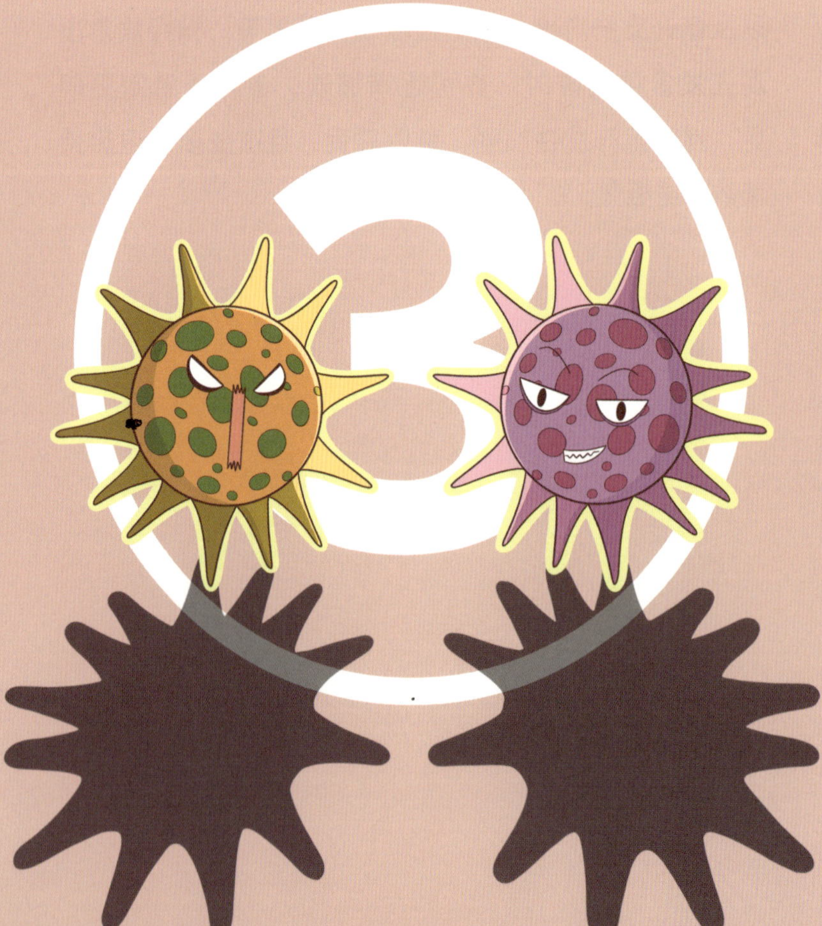

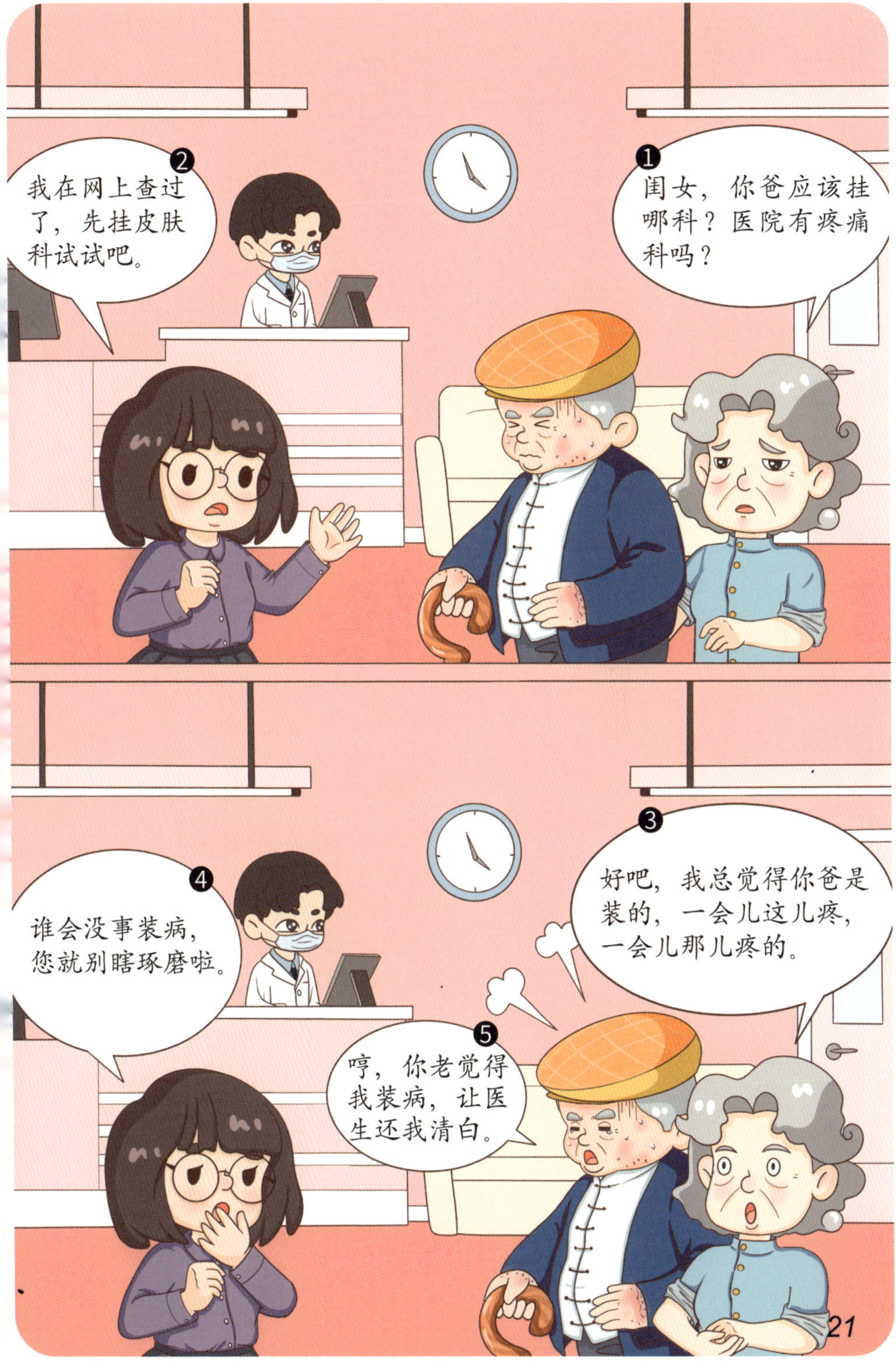
1
闺女，你爸应该挂哪科？医院有疼痛科吗？
2
我在网上查过了，先挂皮肤科试试吧。
3
好吧，我总觉得你爸是装的，一会儿这儿疼，一会儿那儿疼的。
4
谁会没事装病，您就别瞎琢磨啦。
5
哼，你老觉得我装病，让医生还我清白。

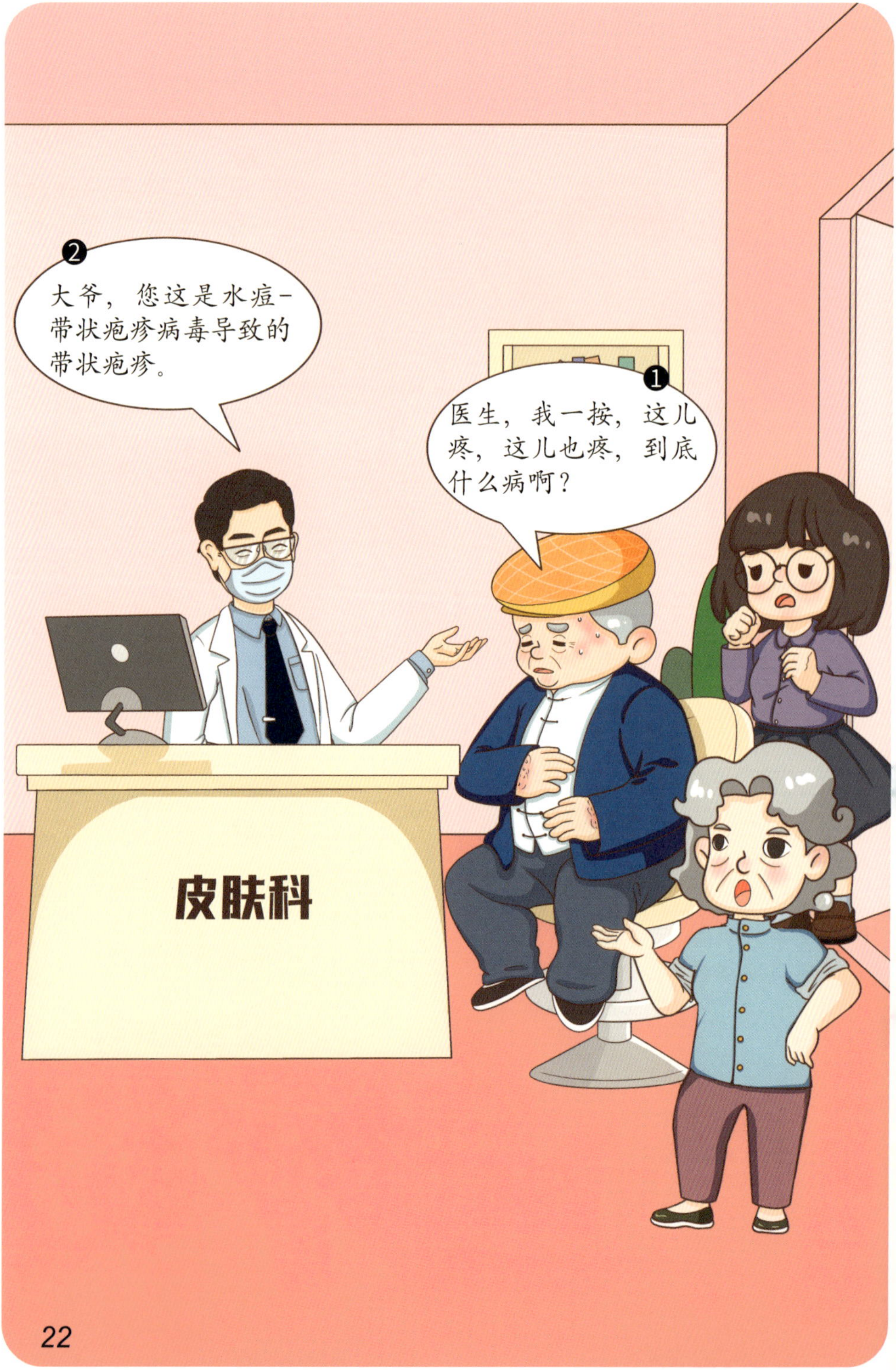
医生，我一按，这儿疼，这儿也疼，到底什么病啊？
大爷，您这是水痘-带状疱疹病毒导致的带状疱疹。
皮肤科

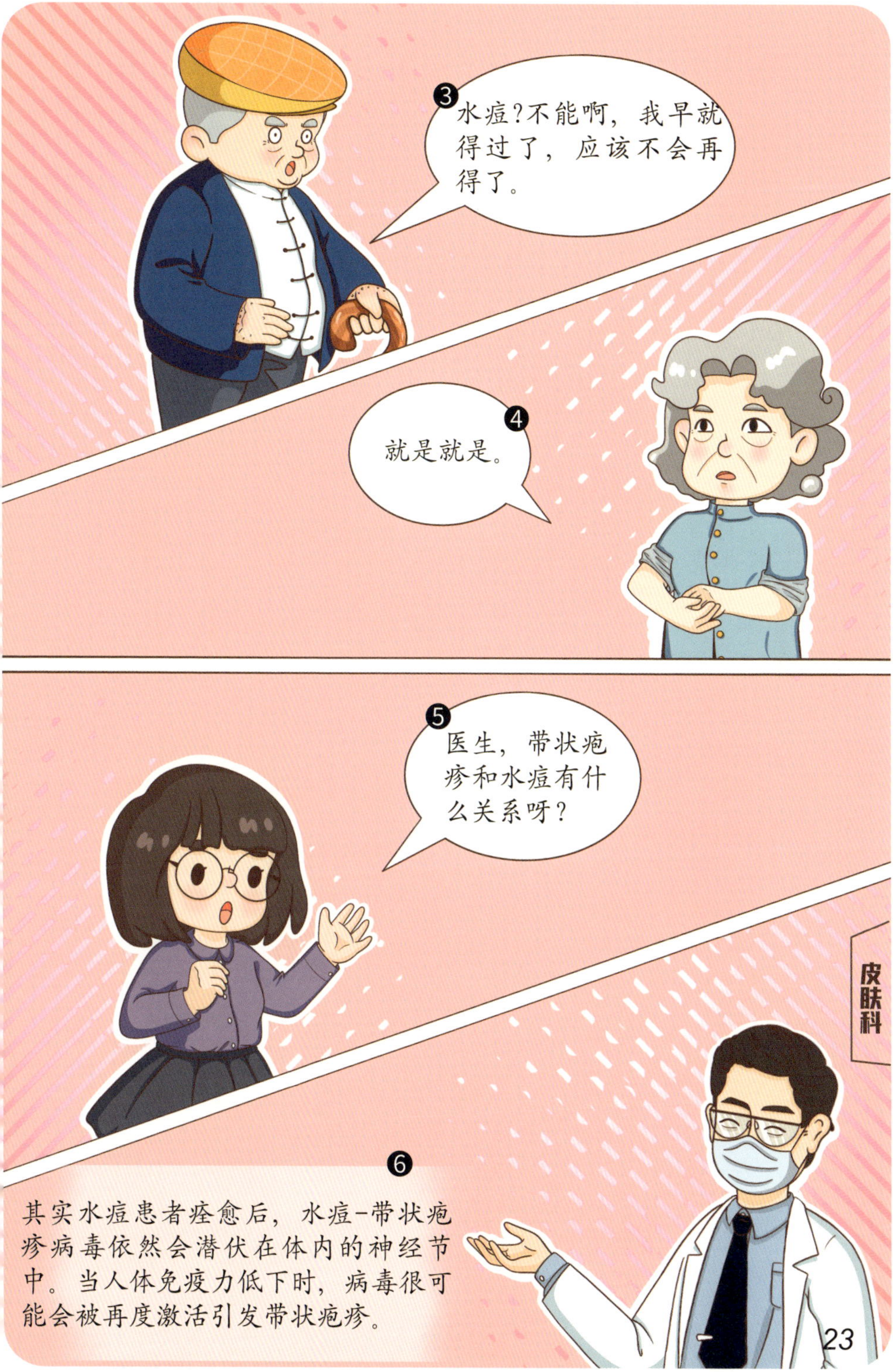
3 水痘?不能啊，我早就得过了，应该不会再得了。
4 就是就是。
5 医生，带状疱疹和水痘有什么关系呀?
6 其实水痘患者痊愈后，水痘-带状疱疹病毒依然会潜伏在体内的神经节中。当人体免疫力低下时，病毒很可能会被再度激活引发带状疱疹。
皮肤科

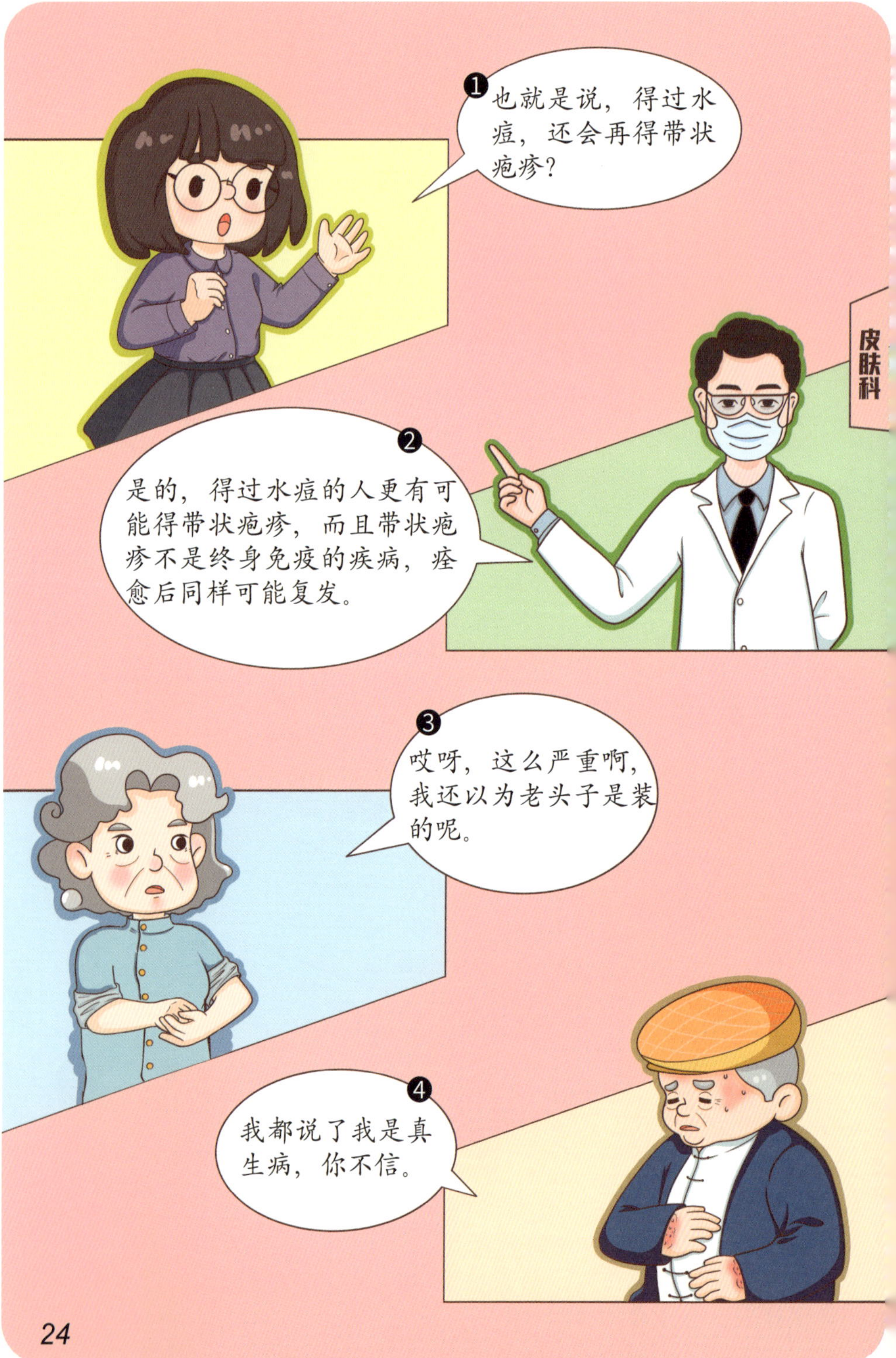
皮肤科
1 也就是说，得过水痘，还会再得带状疱疹？
2 是的，得过水痘的人更有可能得带状疱疹，而且带状疱疹不是终身免疫的疾病，痊愈后同样可能复发。
3 哎呀，这么严重啊，我还以为老头子是装的呢。
4 我都说了我是真生病，你不信。

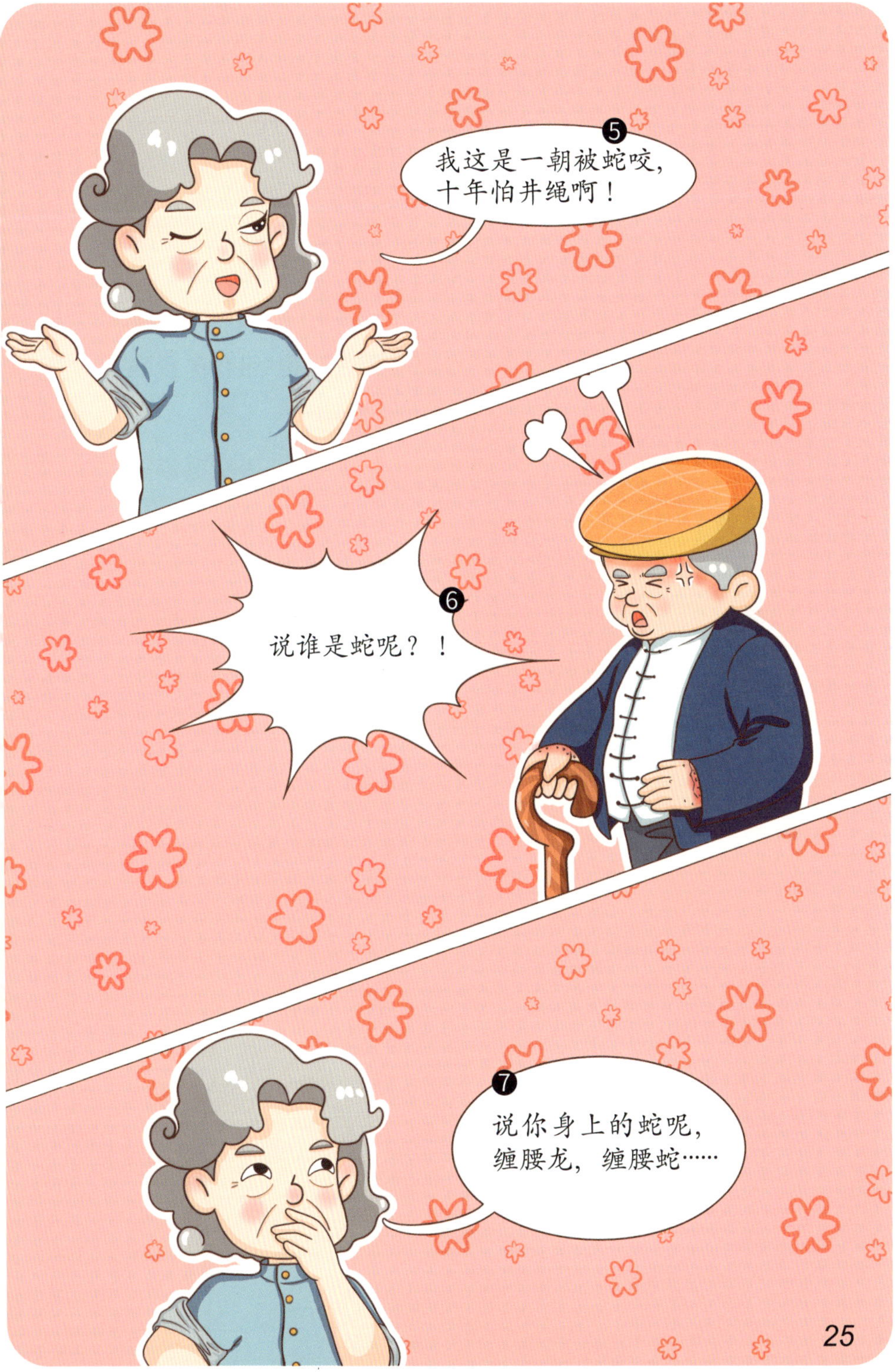
5
我这是一朝被蛇咬，十年怕井绳啊！
6
说谁是蛇呢？！
7
说你身上的蛇呢，缠腰龙，缠腰蛇……

【tips】

带状疱疹和水痘的罪魁祸首都是水痘-带状疱疹病毒，只是在不同时期表现为不同的疾病。

水痘多见于儿童，水痘痊愈后，水痘-带状疱疹病毒通常潜伏在人体内。

带状疱疹多见于成年人，尤其是老年人。在我国，几乎所有老年人神经系统中都携带有水痘-带状疱疹病毒。随着年龄的增长，人体免疫功能逐渐下降，病毒再次被激活引发带状疱疹的可能性增大。

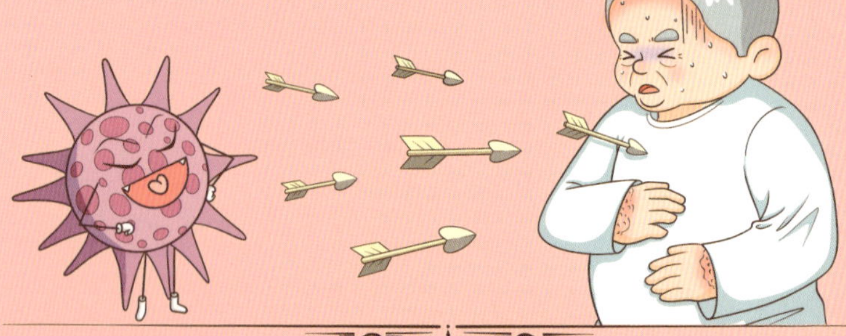

刘爷爷是怎么被带状疱疹盯上的

4

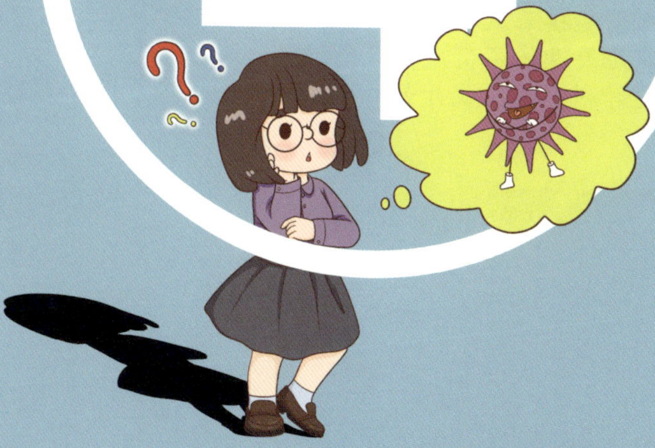

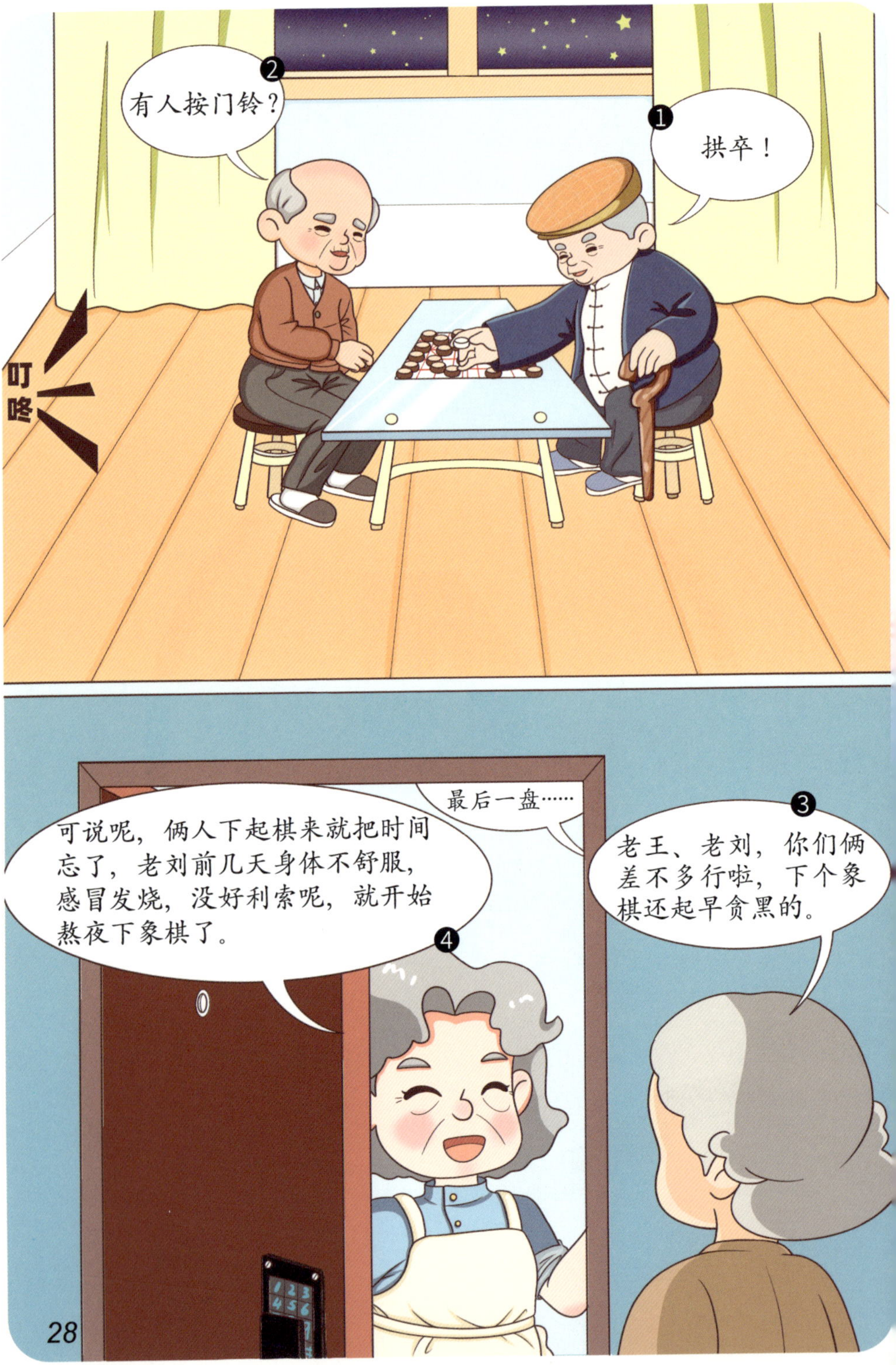
拱卒！
有人按门铃？
叮咚
老王、老刘，你们俩差不多行啦，下个象棋还起早贪黑的。
最后一盘……
可说呢，俩人下起棋来就把时间忘了，老刘前几天身体不舒服，感冒发烧，没好利索呢，就开始熬夜下象棋了。

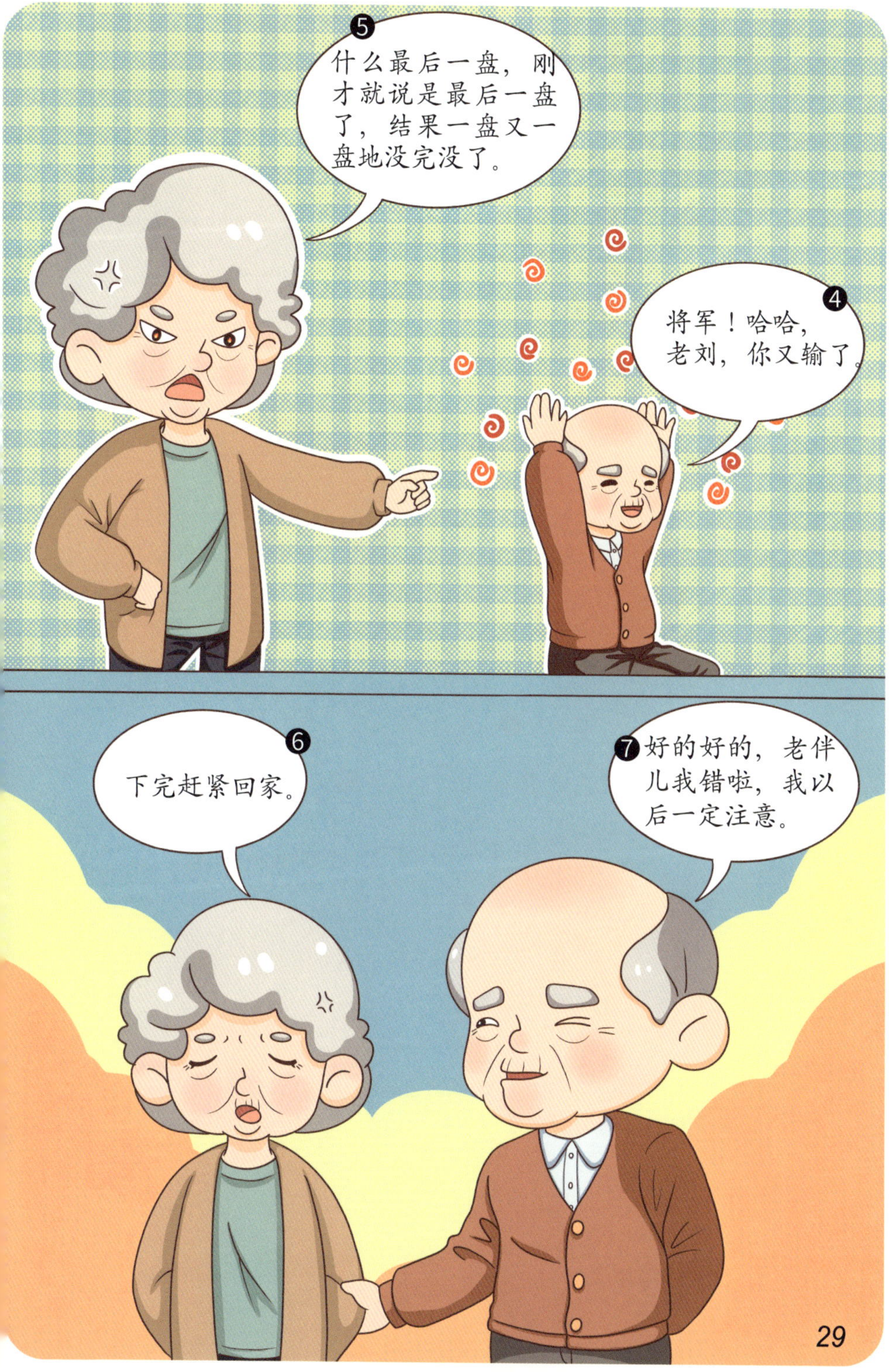
将军！哈哈，老刘，你又输了。
什么最后一盘，刚才就说是最后一盘了，结果一盘又一盘地没完没了。
下完赶紧回家。
好的好的，老伴儿我错啦，我以后一定注意。

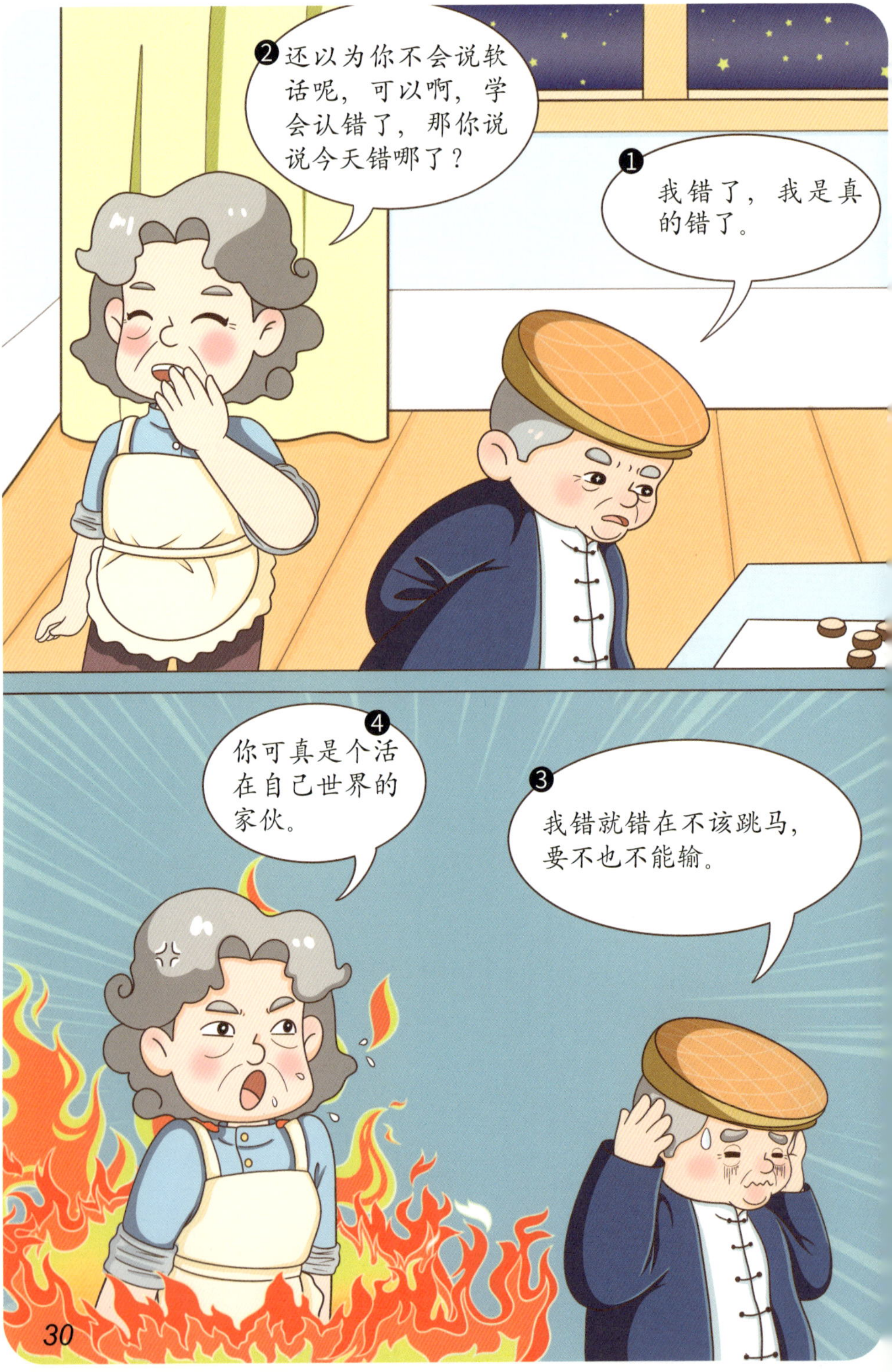
❶我错了，我是真的错了。
❷还以为你不会说软话呢，可以啊，学会认错了，那你说说今天错哪了？
❸我错就错在不该跳马，要不也不能输。
❹你可真是个活在自己世界的家伙。

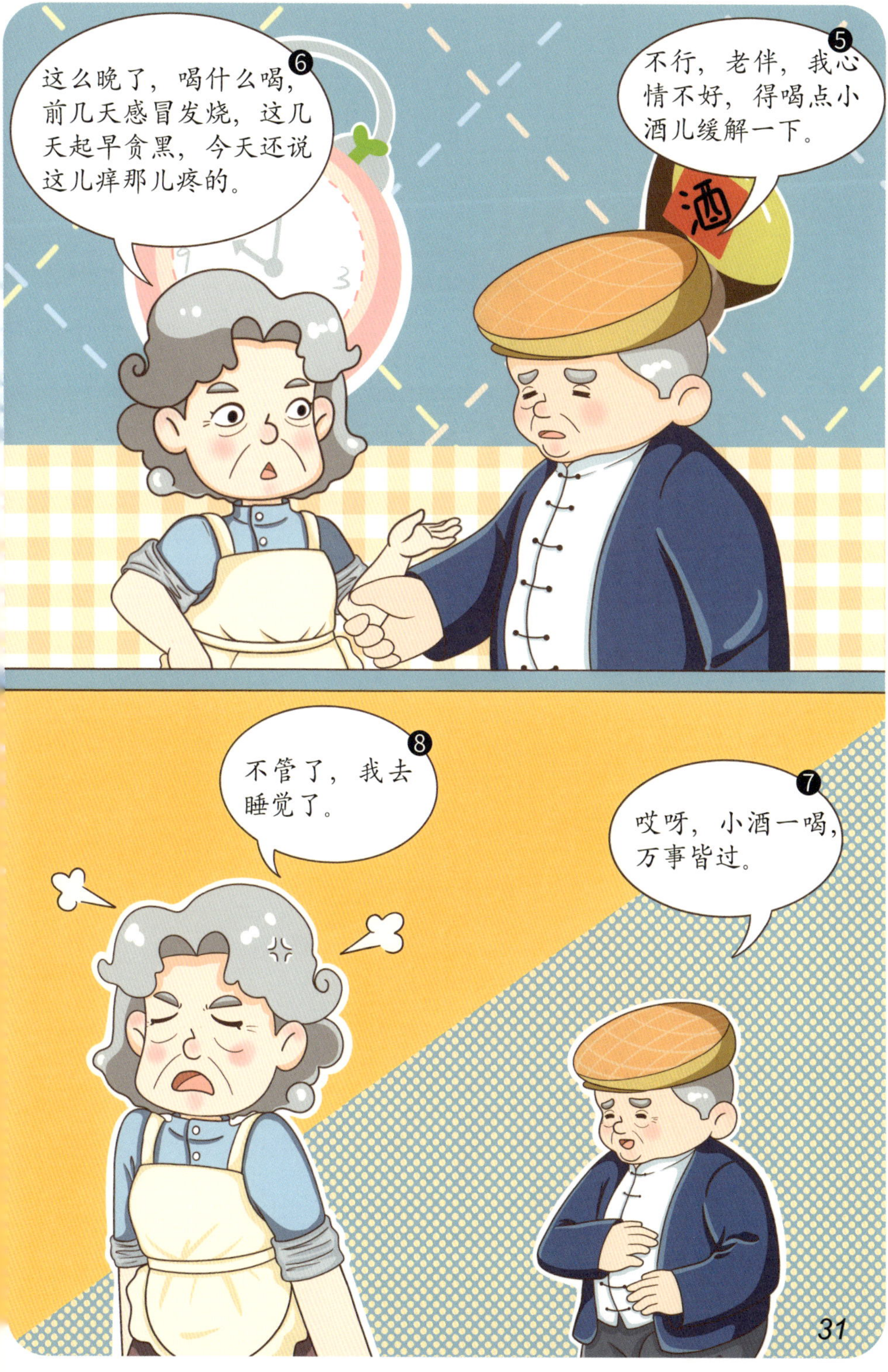
不行，老伴，我心情不好，得喝点小酒儿缓解一下。
酒
这么晚了，喝什么喝，前几天感冒发烧，这几天起早贪黑，今天还说这儿痒那儿疼的。
哎呀，小酒一喝，万事皆过。
不管了，我去睡觉了。

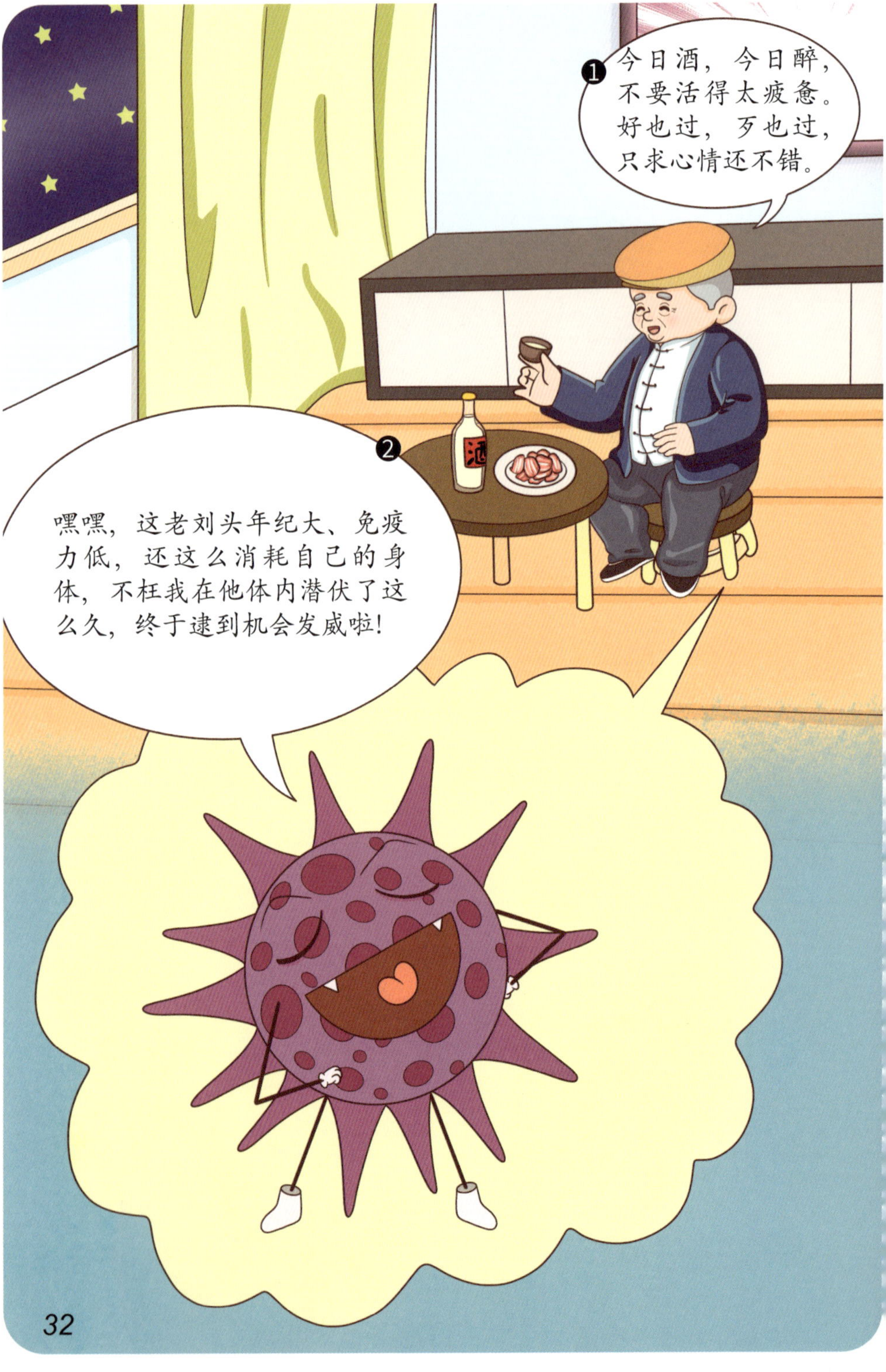
1 今日酒，今日醉，不要活得太疲惫。好也过，歹也过，只求心情还不错。
酒
2 嘿嘿，这老刘头年纪大、免疫力低，还这么消耗自己的身体，不枉我在他体内潜伏了这么久，终于逮到机会发威啦！

【tips】

约99.5%的50岁及以上成人体内潜伏有水痘-带状疱疹病毒。高龄、细胞免疫缺陷、遗传易感性、机械性创伤、系统性疾病(如糖尿病、肾脏病、高血压等)、精神压力大、劳累等是常见诱因。尤其是50岁以后，随着年龄的增长，细胞免疫功能逐渐降低，带状疱疹发病率逐渐升高。女性发生带状疱疹的风险高于男性。

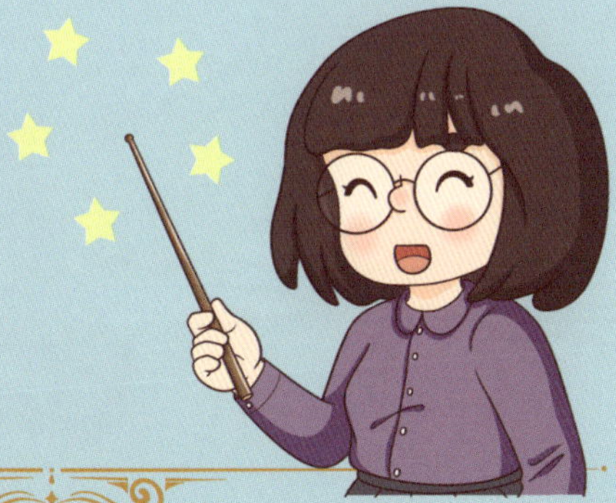

带状疱疹病毒合伙人招募计划

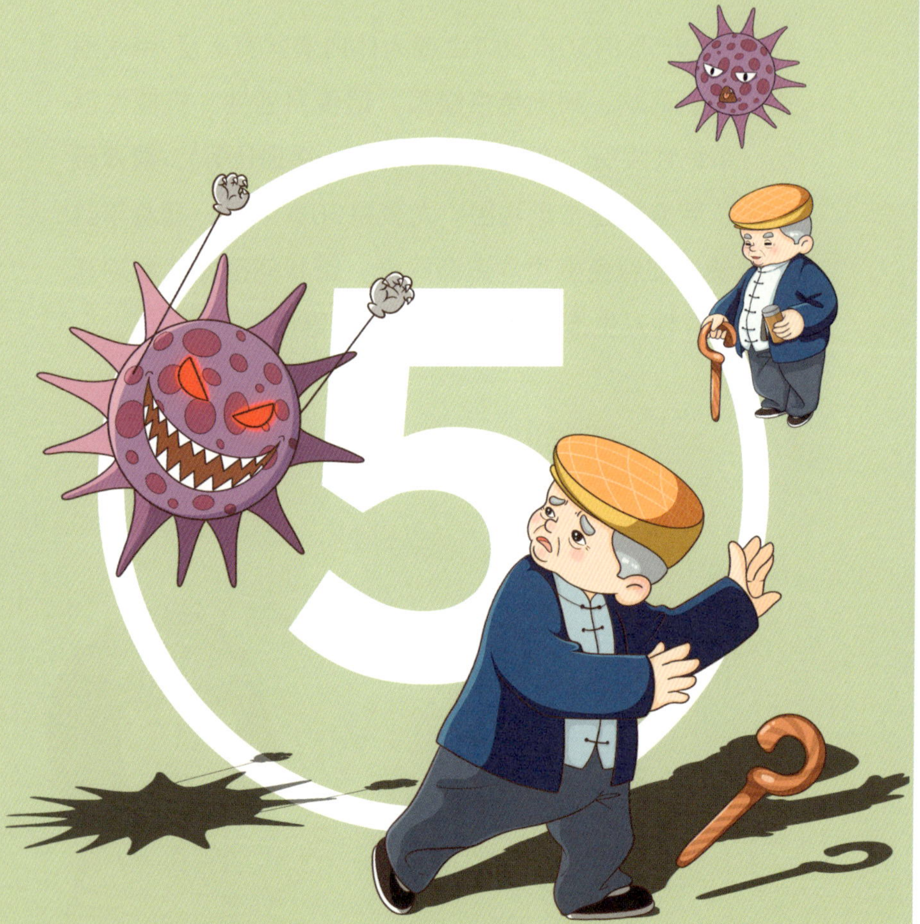

招募合伙人
寻找强壮的水痘-带状疱疹病毒
❶年龄？
❷25岁。
❸这么年轻，你脸色怎么这么差？
❹别提了，我现在的宿主身体素质特别好，年纪轻轻就爱上了养生，早睡早起，强大的免疫力系统压制得我越来越虚弱……
❺我们是找能战胜免疫系统、袭击人体的病毒，你现在的状态不符合我们的招聘要求。

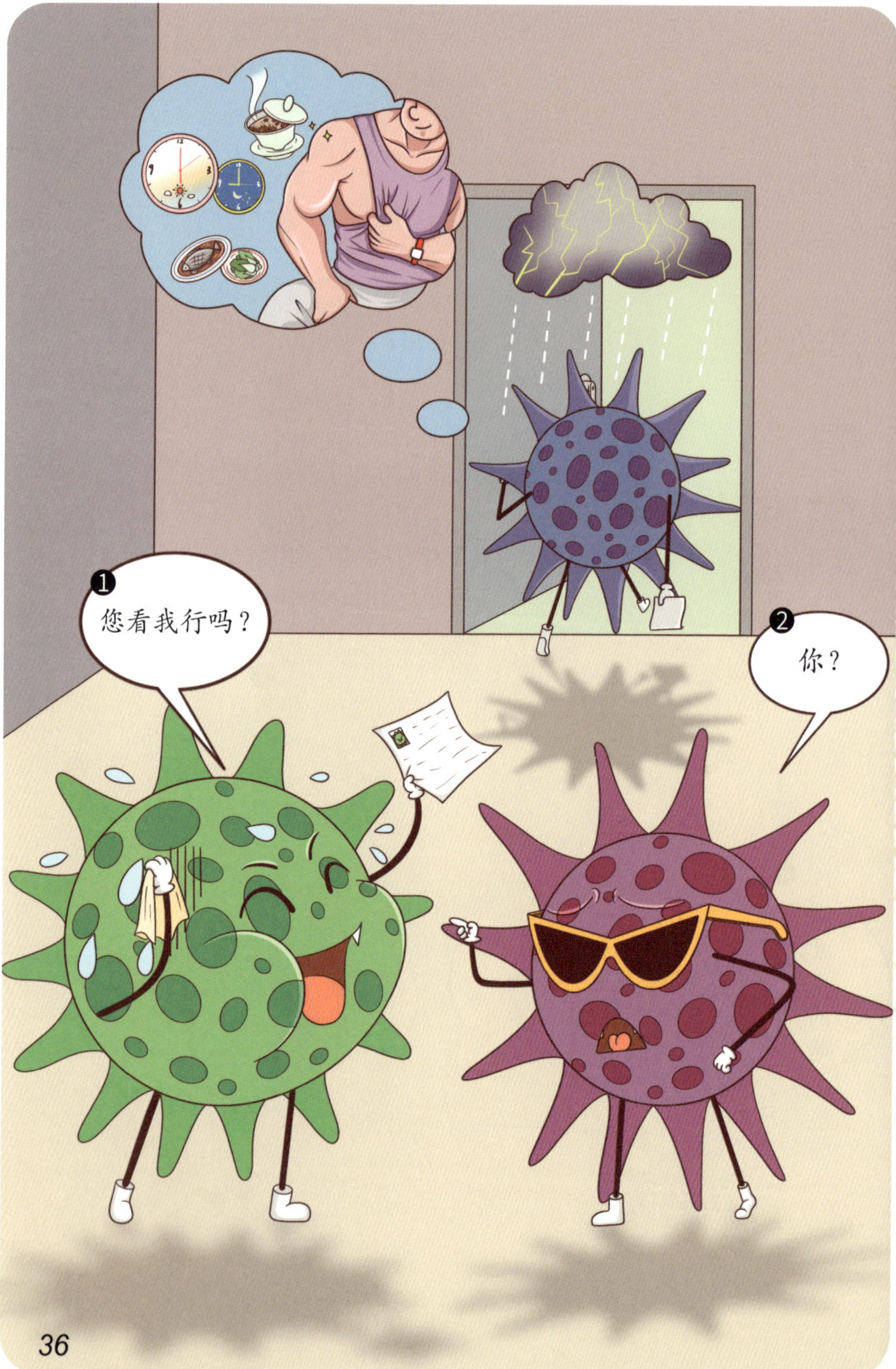
您看我行吗？
你？

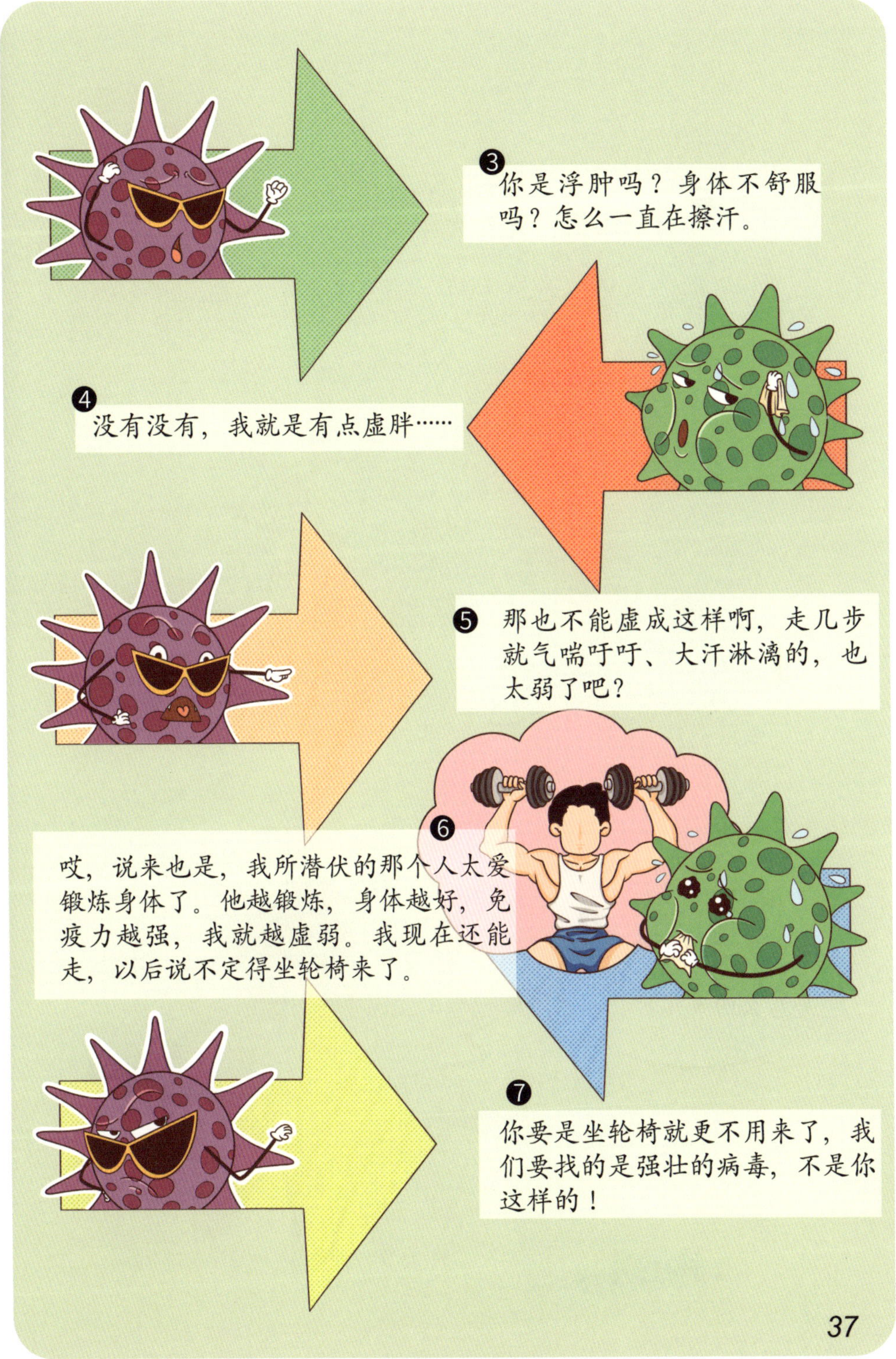
3
你是浮肿吗？身体不舒服吗？怎么一直在擦汗。
4
没有没有，我就是有点虚胖……
5
那也不能虚成这样啊，走几步就气喘吁吁、大汗淋漓的，也太弱了吧？
6
哎，说来也是，我所潜伏的那个人太爱锻炼身体了。他越锻炼，身体越好，免疫力越强，我就越虚弱。我现在还能走，以后说不定得坐轮椅来了。
7
你要是坐轮椅就更不用来了，我们要找的是强壮的病毒，不是你这样的！

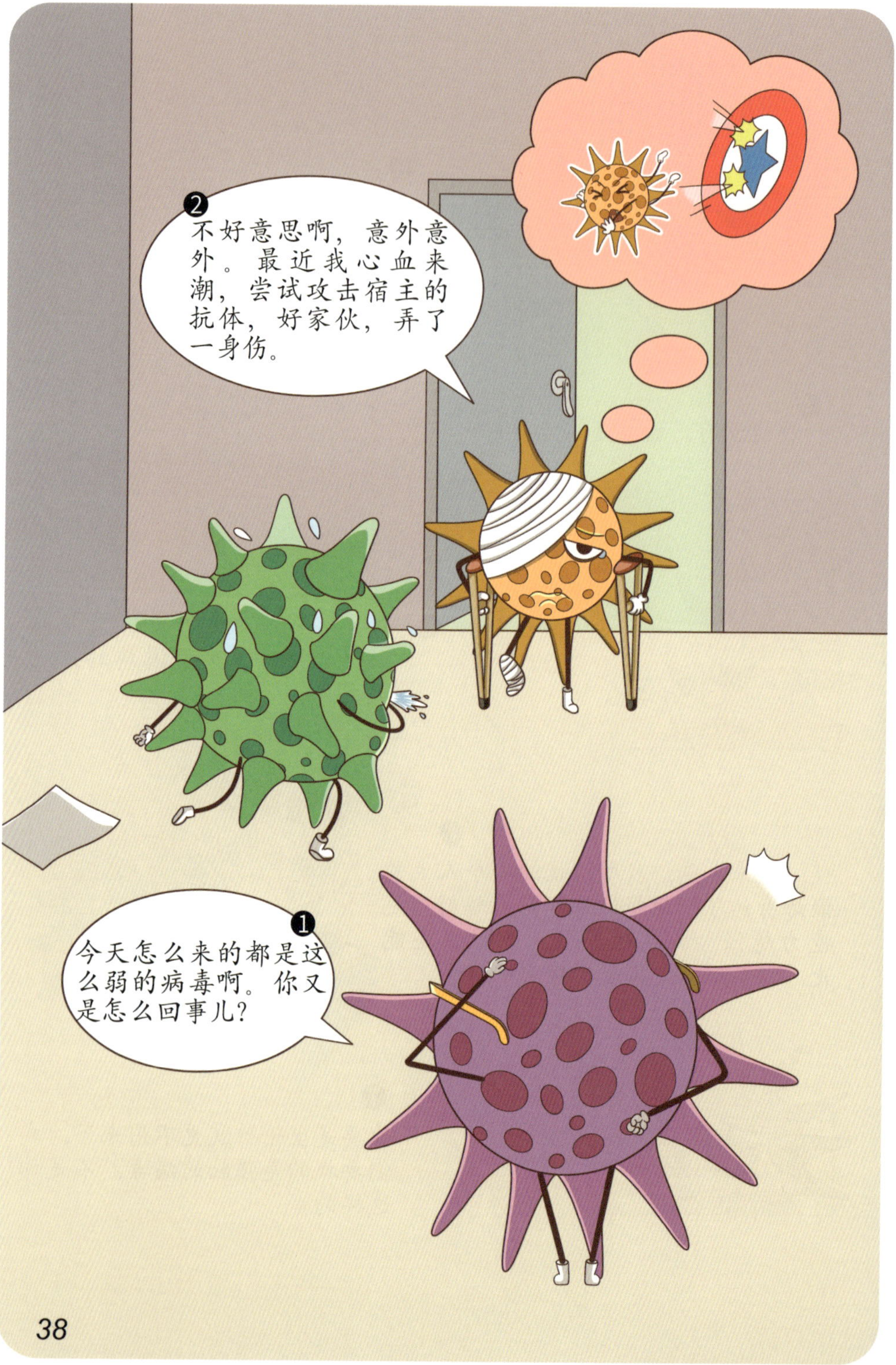
今天怎么来的都是这么弱的病毒啊。你又是怎么回事儿？
不好意思啊，意外意外。最近我心血来潮，尝试攻击宿主的抗体，好家伙，弄了一身伤。

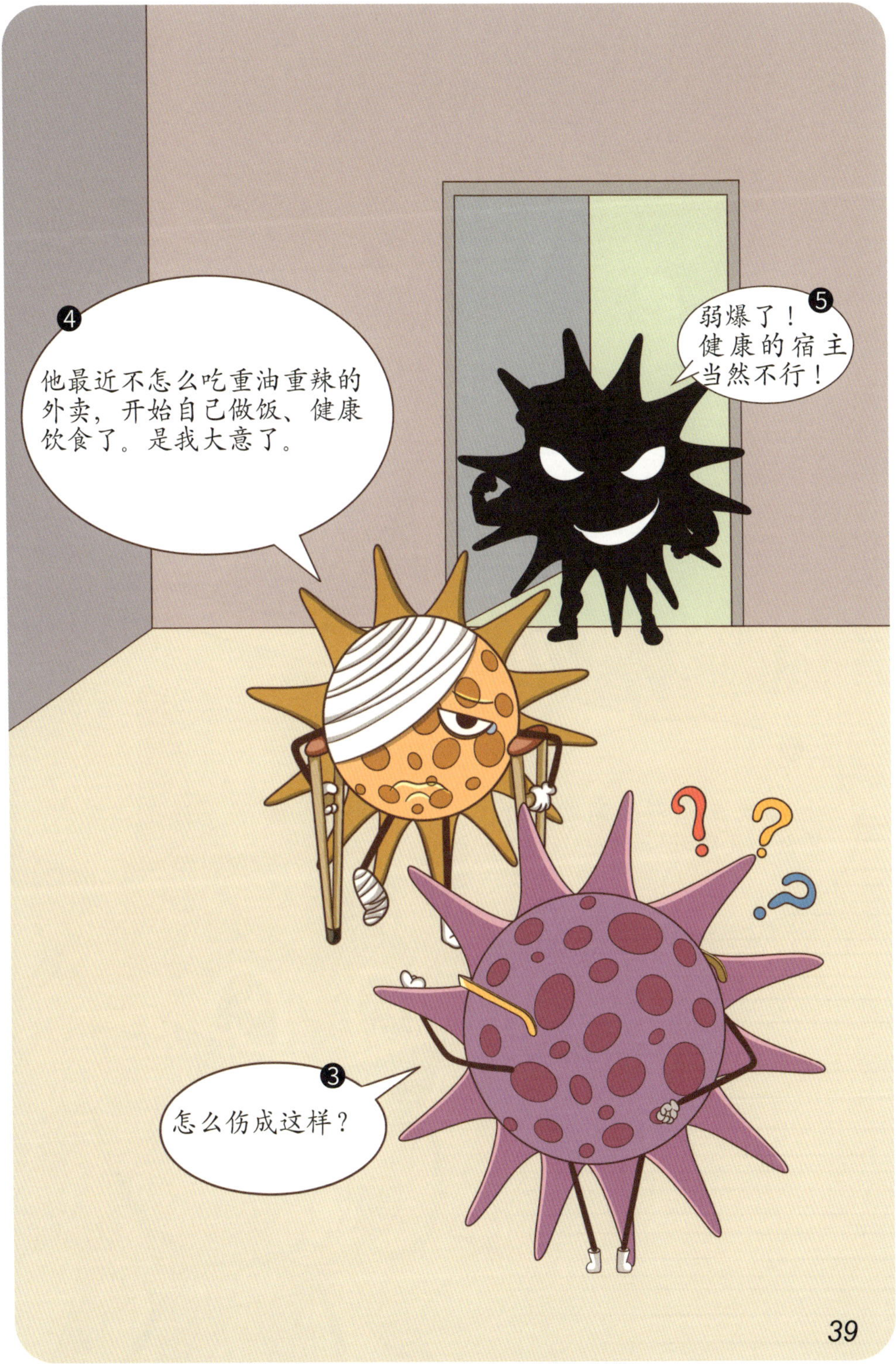
3
怎么伤成这样？
4
他最近不怎么吃重油重辣的外卖，开始自己做饭、健康饮食了。是我大意了。
5
弱爆了！健康的宿主当然不行！

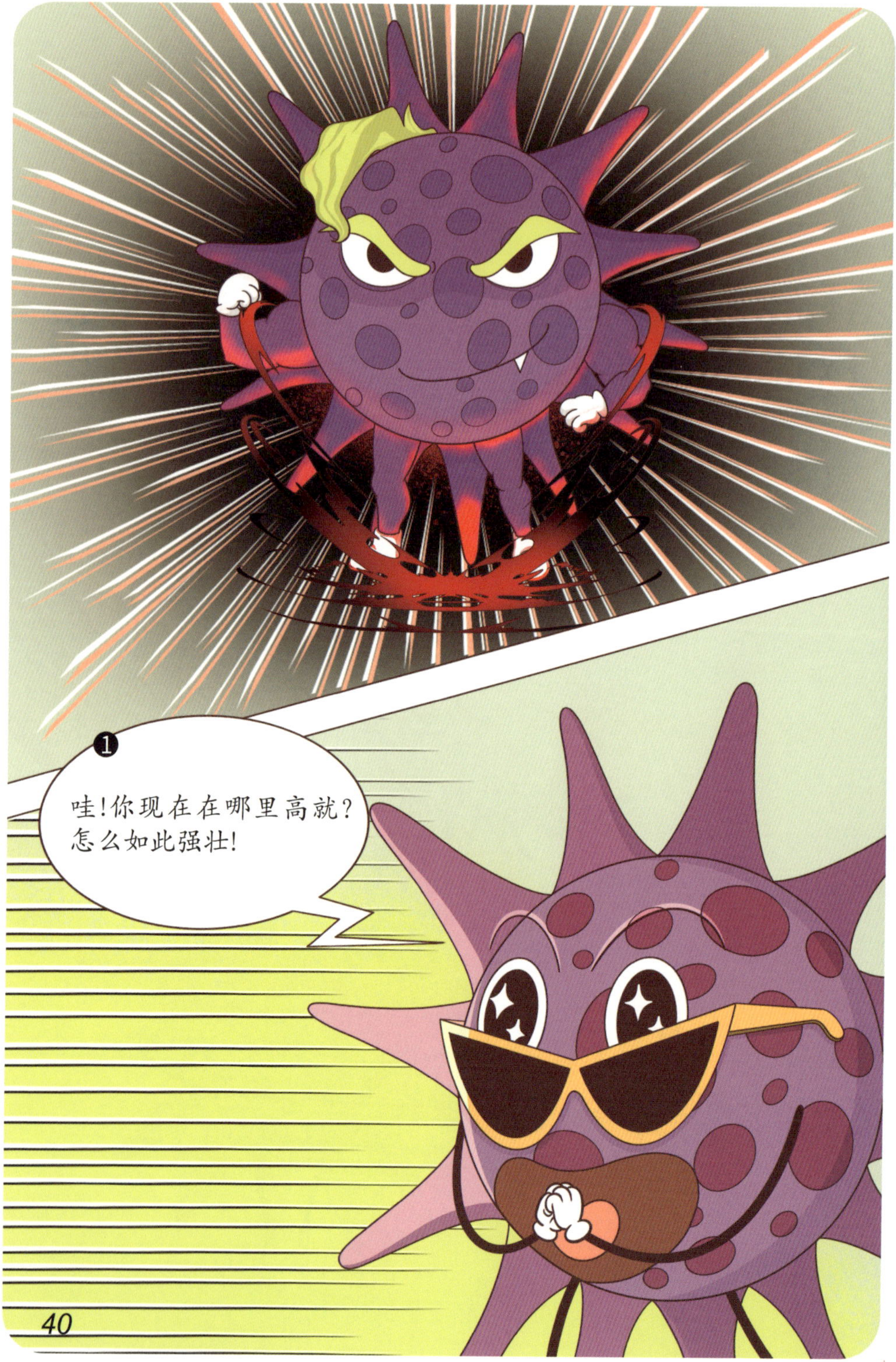
1
哇!你现在在哪里高就?怎么如此强壮!

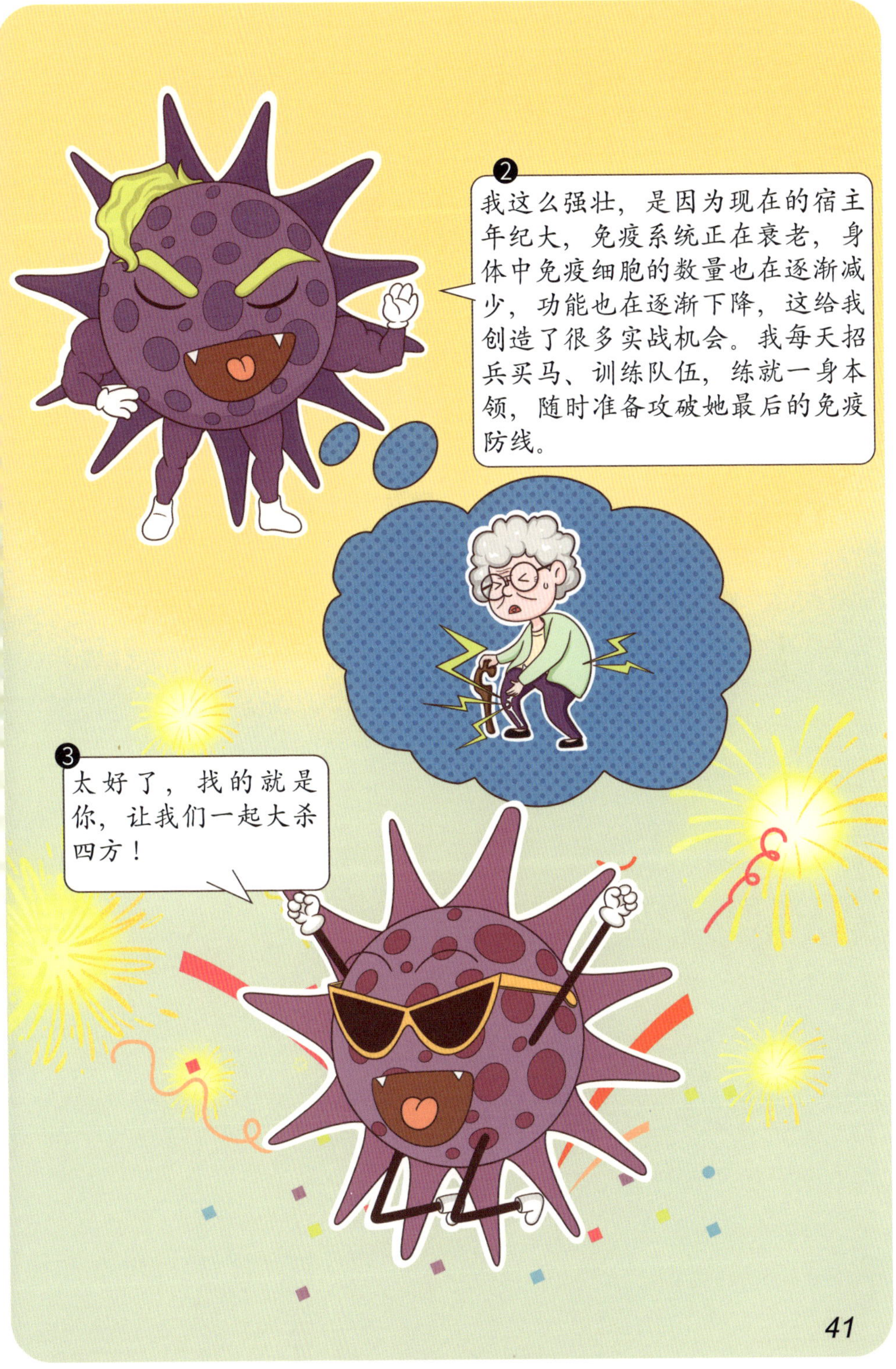
2
我这么强壮，是因为现在的宿主年纪大，免疫系统正在衰老，身体中免疫细胞的数量也在逐渐减少，功能也在逐渐下降，这给我创造了很多实战机会。我每天招兵买马、训练队伍，练就一身本领，随时准备攻破她最后的免疫防线。
3
太好了，找的就是你，让我们一起大杀四方！

【tips】

数据表明，90%以上的成人体内潜伏有水痘-带状疱疹病毒。约1/3的人一生中会罹患带状疱疹，85岁以上的人群发病率高达50%。我国每年40岁以上成人新发带状疱疹约156万人。尤其是50岁以后，随着年龄的增长，水痘-带状疱疹病毒特异性细胞免疫功能逐渐降低，带状疱疹的发病率、住院率和病死率逐渐升高。

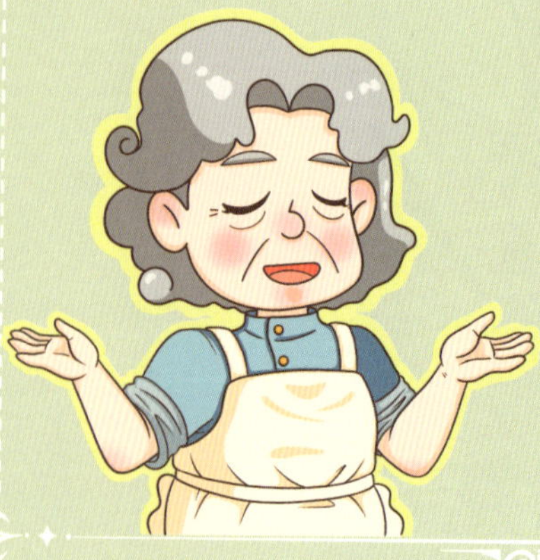

带状疱疹，多么“痛”的领悟

6

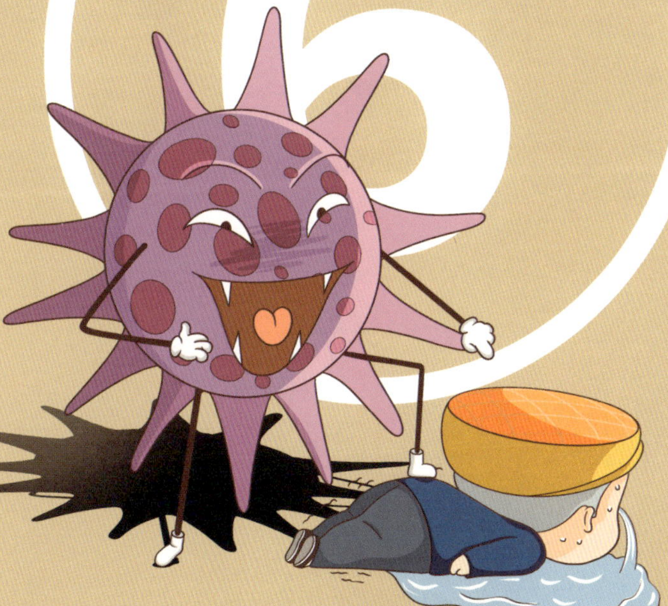

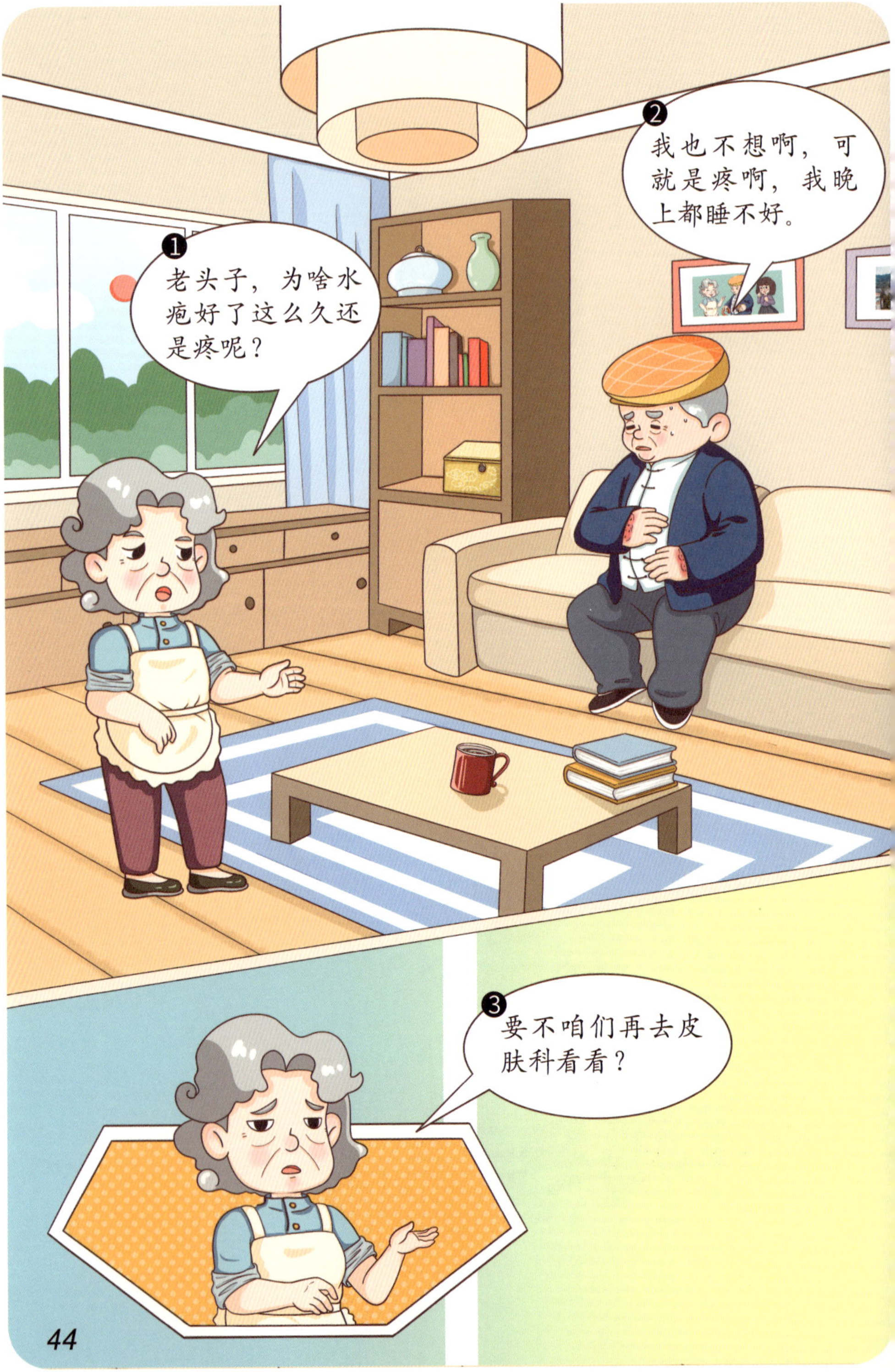
老头子，为啥水疱好了这么久还是疼呢？
我也不想啊，可就是疼啊，我晚上都睡不好。
要不咱们再去皮肤科看看？

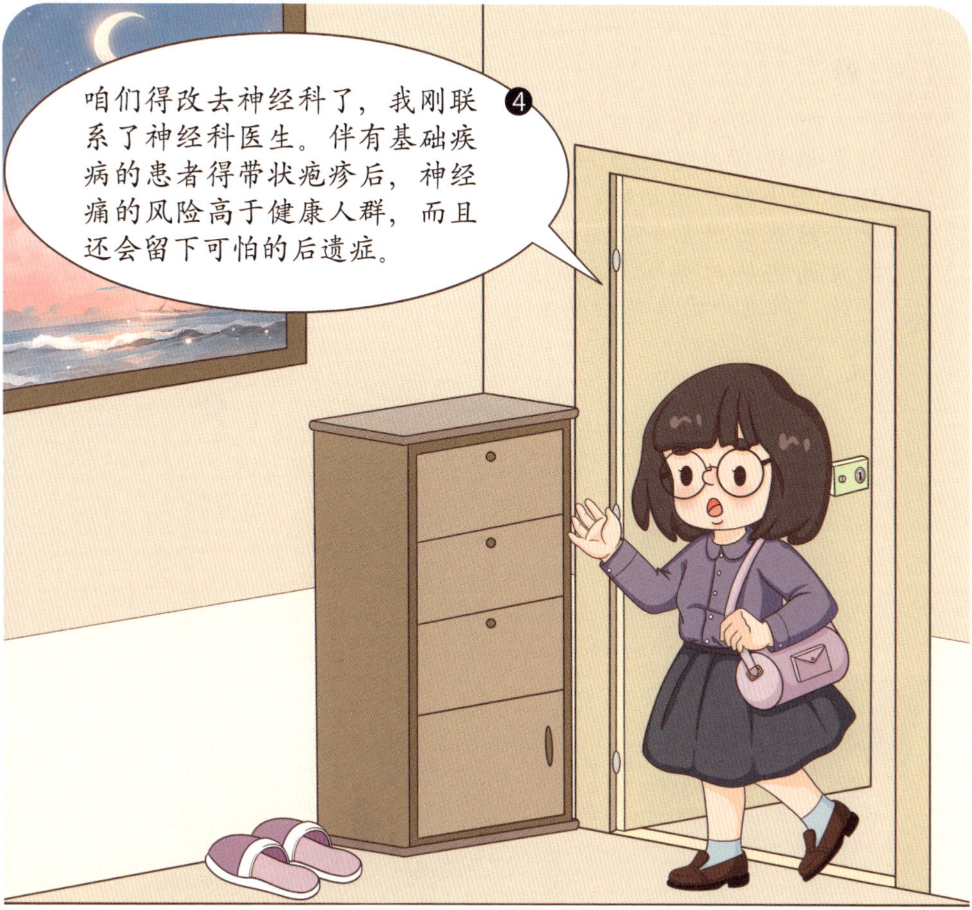
4
咱们得改去神经科了，我刚联系了神经科医生。伴有基础疾病的患者得带状疱疹后，神经痛的风险高于健康人群，而且还会留下可怕的后遗症。

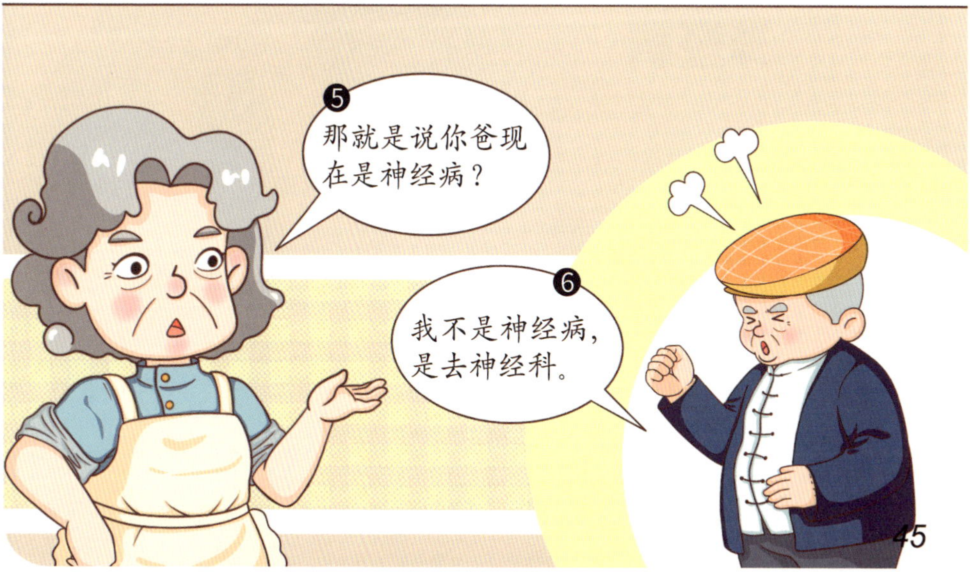
5
那就是说你爸现在是神经病？
6
我不是神经病，是去神经科。

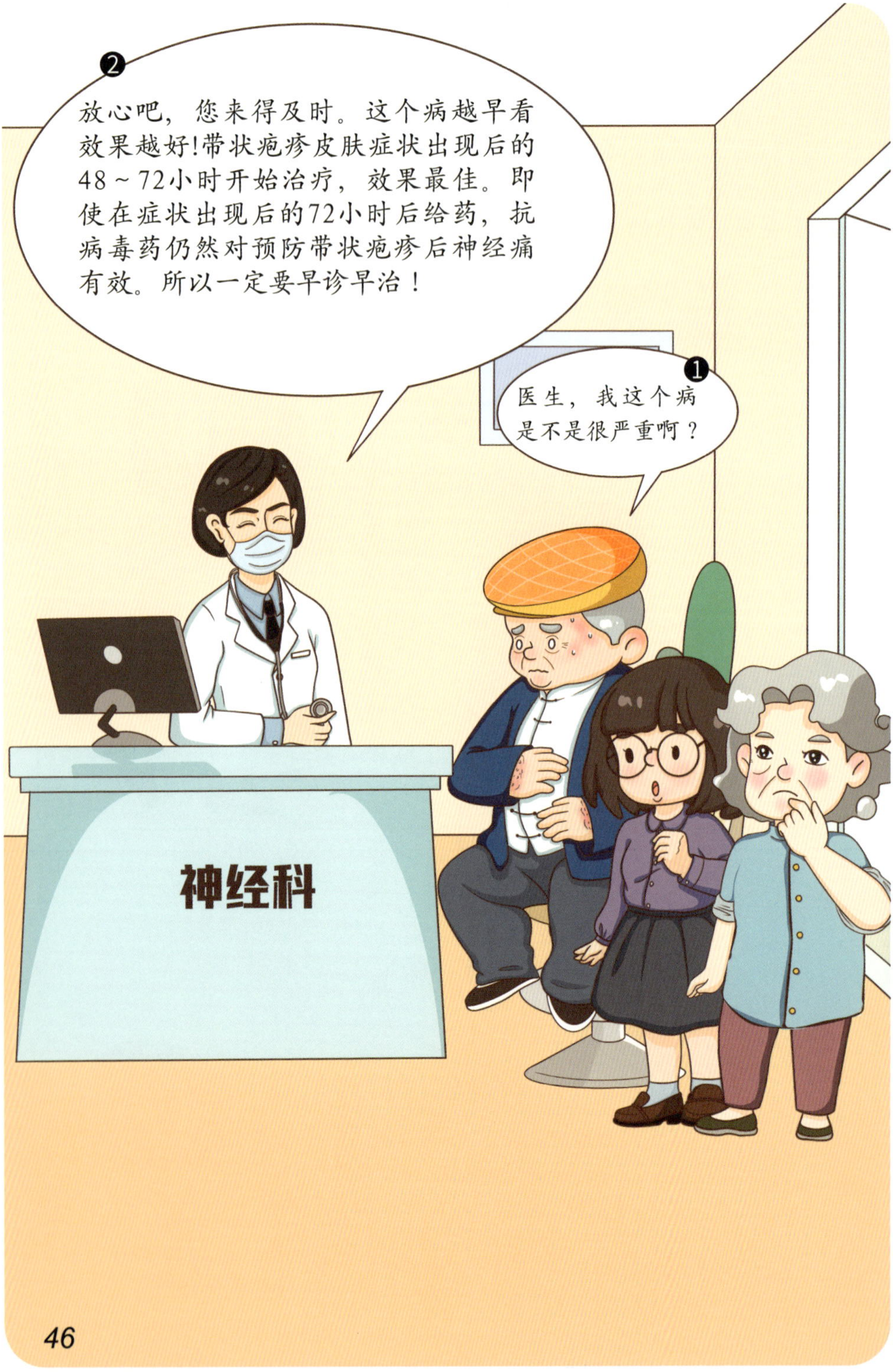
❶
医生，我这个病是不是很严重啊？
❷
放心吧，您来得及时。这个病越早看效果越好!带状疱疹皮肤症状出现后的48～72小时开始治疗，效果最佳。即使在症状出现后的72小时后给药，抗病毒药仍然对预防带状疱疹后神经痛有效。所以一定要早诊早治！
神经科

【tips】

带状疱疹后神经痛为带状疱疹最常见的并发症，目前国际上对其定义尚未达成共识。根据德国皮肤病学会发布的较为公认的指南，带状疱疹后神经痛是指出现皮疹后持续超过90天的疼痛，其发生率为5%~30%，多见于高龄、免疫功能低下的患者。其疼痛部位通常比疱疹区域有所扩大，常见于单侧肋间神经、三叉神经（主要是眼支）或颈神经。疼痛性质多样，可为烧灼样、电击样、刀割样、针刺样或撕裂样。以一种疼痛为主，或多种疼痛并存，常影响患者的睡眠、情绪、工作和日常生活，严重时可导致精神障碍和抑郁。30%~50%的患者疼痛持续超过1年，部分病程可长达10年或更久。

老年带状疱疹患者的疼痛更常见且多为重度，严重影响生活质量，导致焦虑、睡眠障碍，无法正常工作或生活。

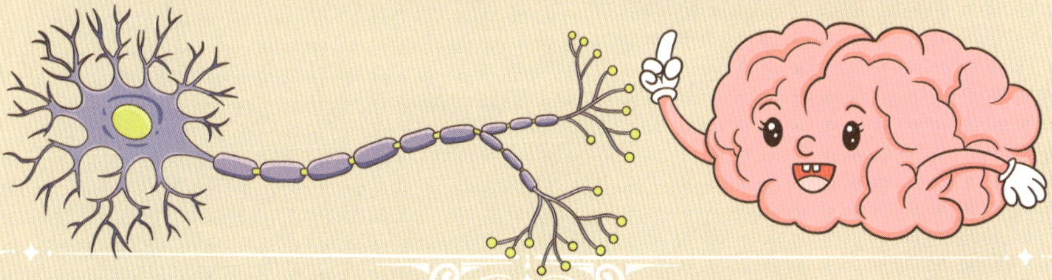

无孔不入的带状疱疹

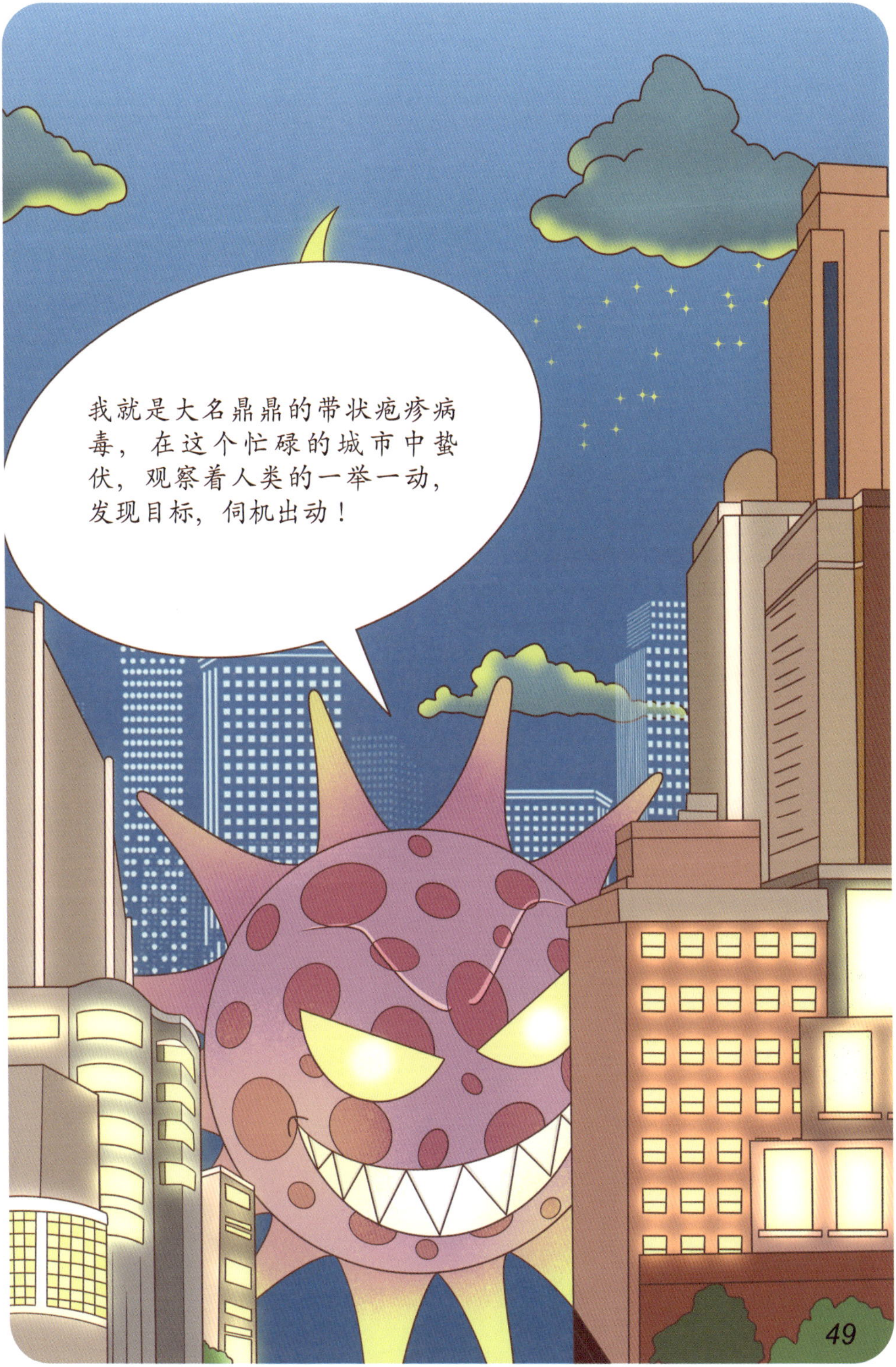
我就是大名鼎鼎的带状疱疹病毒，在这个忙碌的城市中蛰伏，观察着人类的一举一动，发现目标，伺机出动！

公司

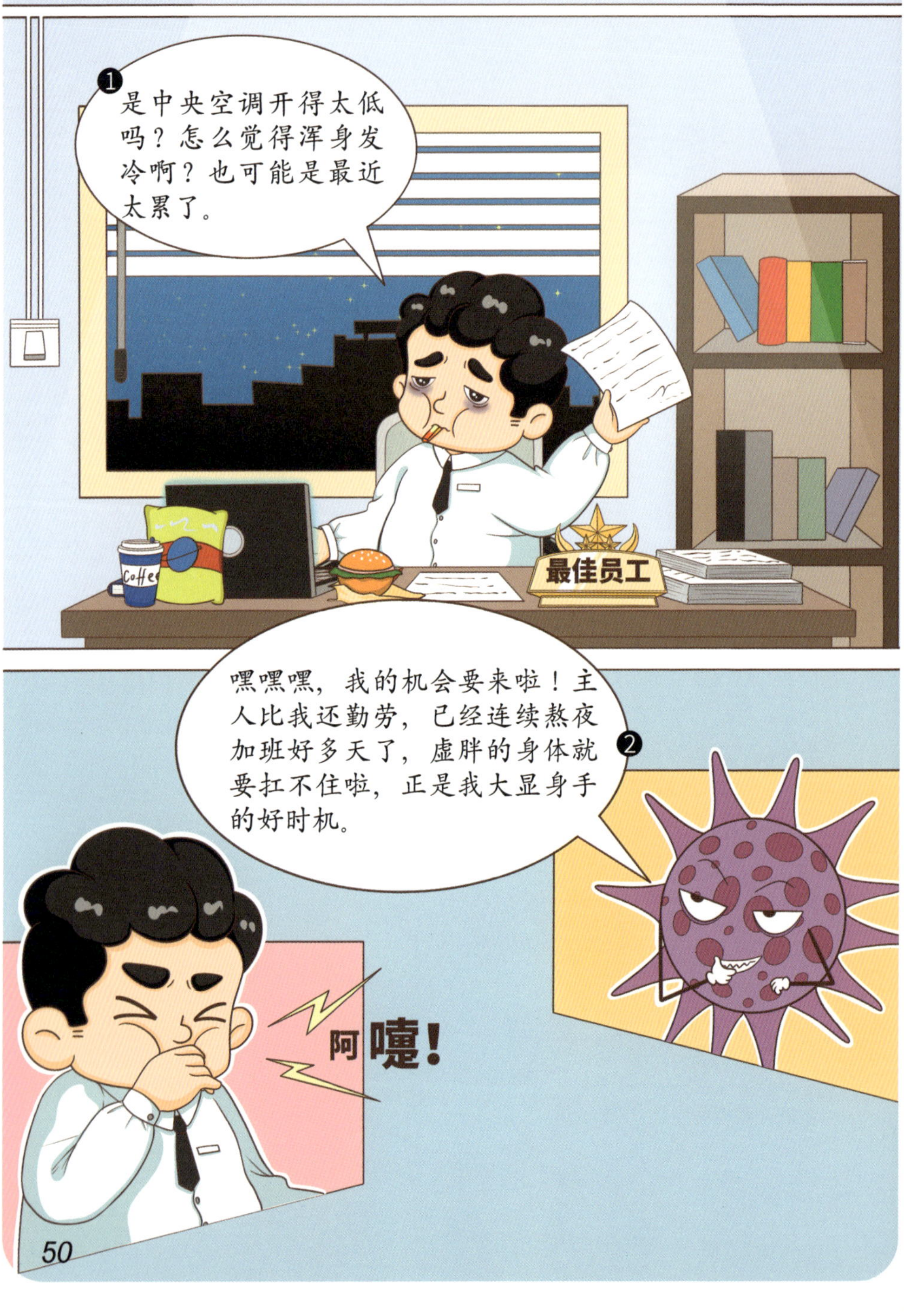

1 是中央空调开得太低吗？怎么觉得浑身发冷啊？也可能是最近太累了。
最佳员工
Coffee
2 嘿嘿嘿，我的机会要来啦！主人比我还勤劳，已经连续熬夜加班好多天了，虚胖的身体就要扛不住啦，正是我大显身手的好时机。
阿嚏！

公司

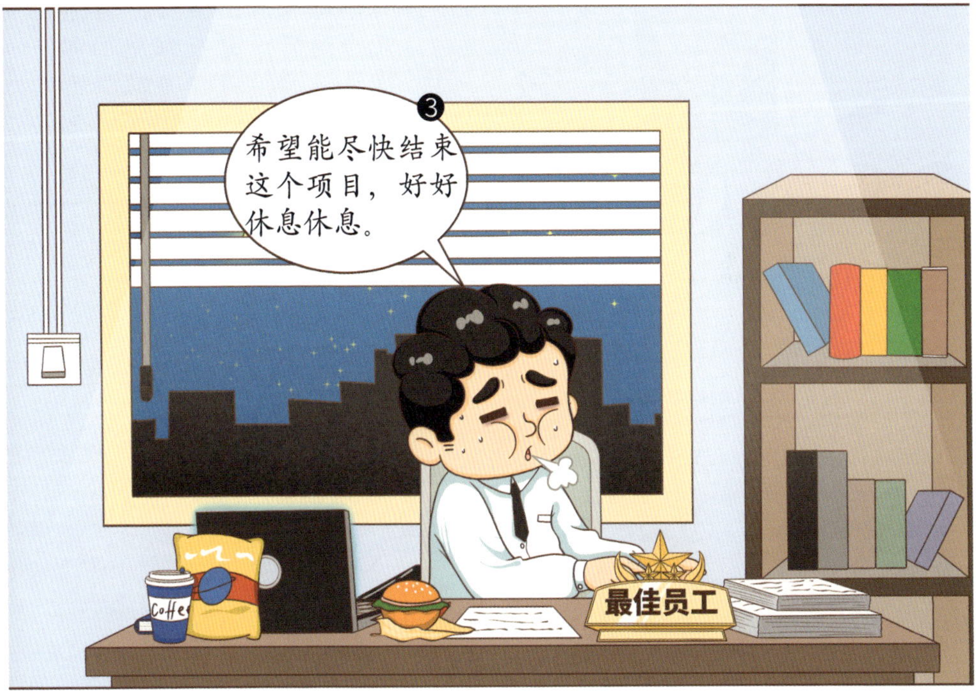
③
希望能尽快结束这个项目，好好休息休息。
最佳员工
Coffee

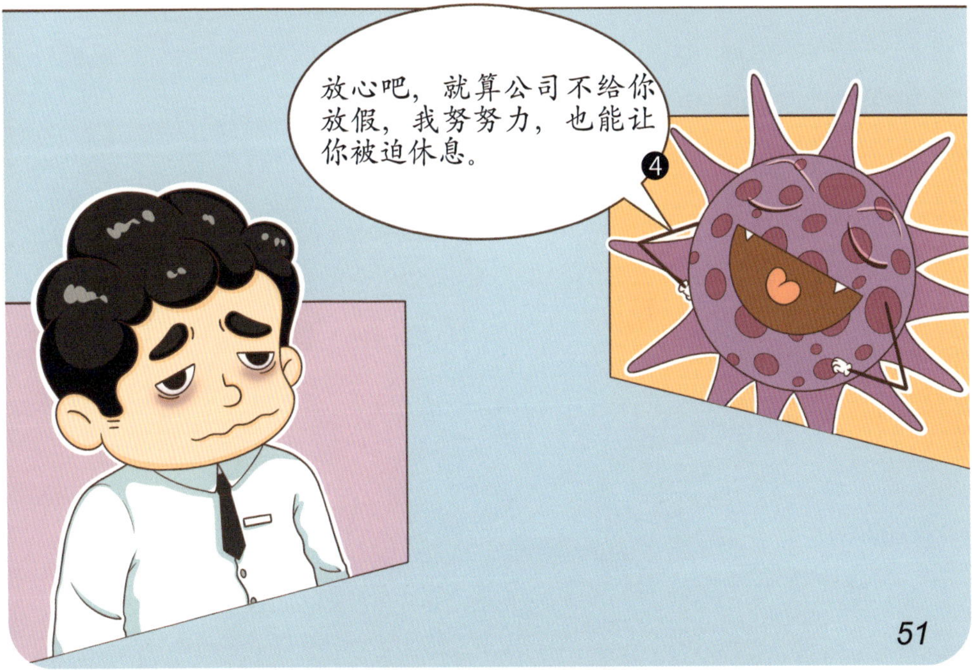
④
放心吧，就算公司不给你放假，我努努力，也能让你被迫休息。

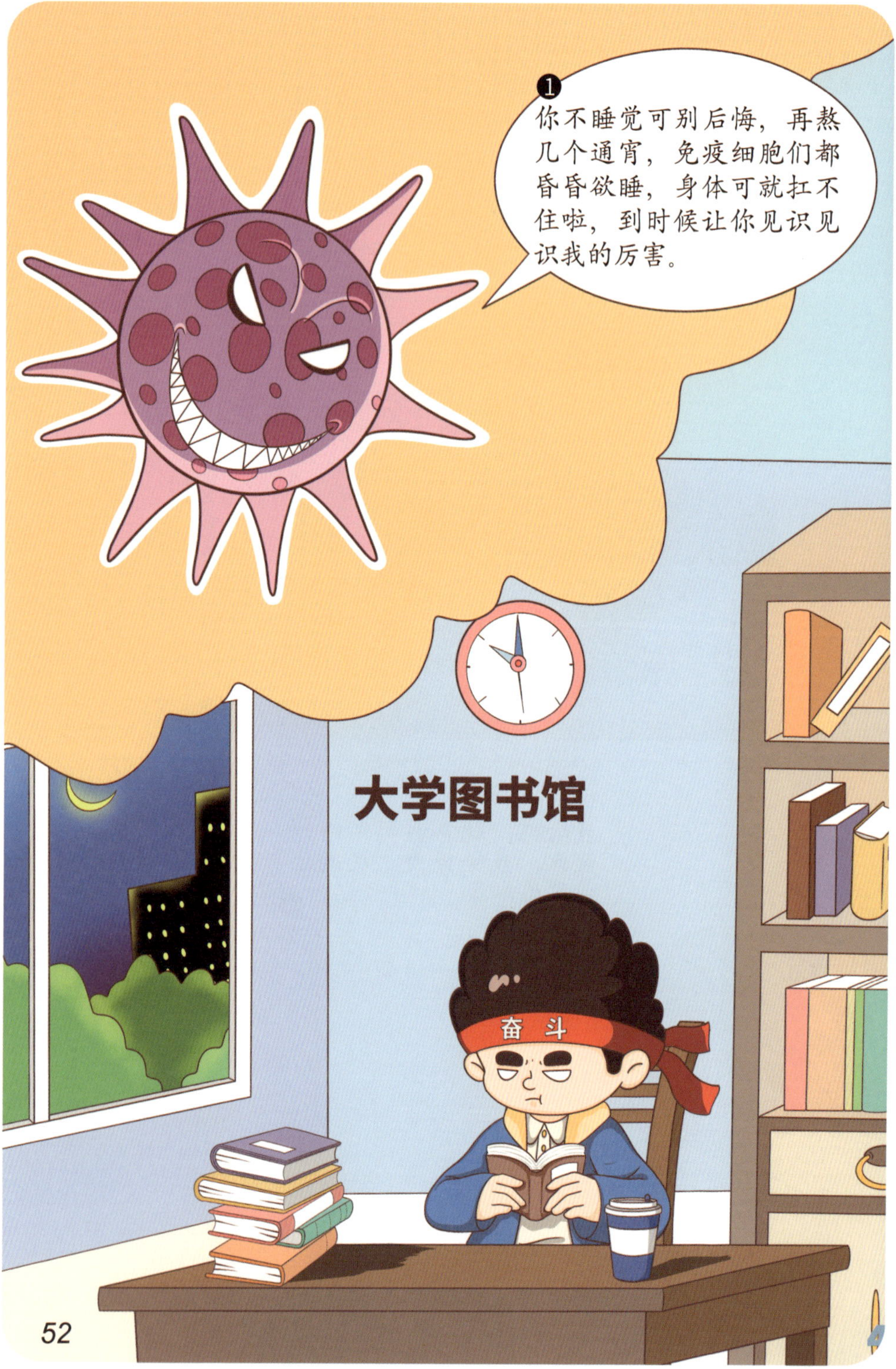
1
你不睡觉可别后悔，再熬几个通宵，免疫细胞们都昏昏欲睡，身体可就扛不住啦，到时候让你见识见识我的厉害。
大学图书馆
奋斗

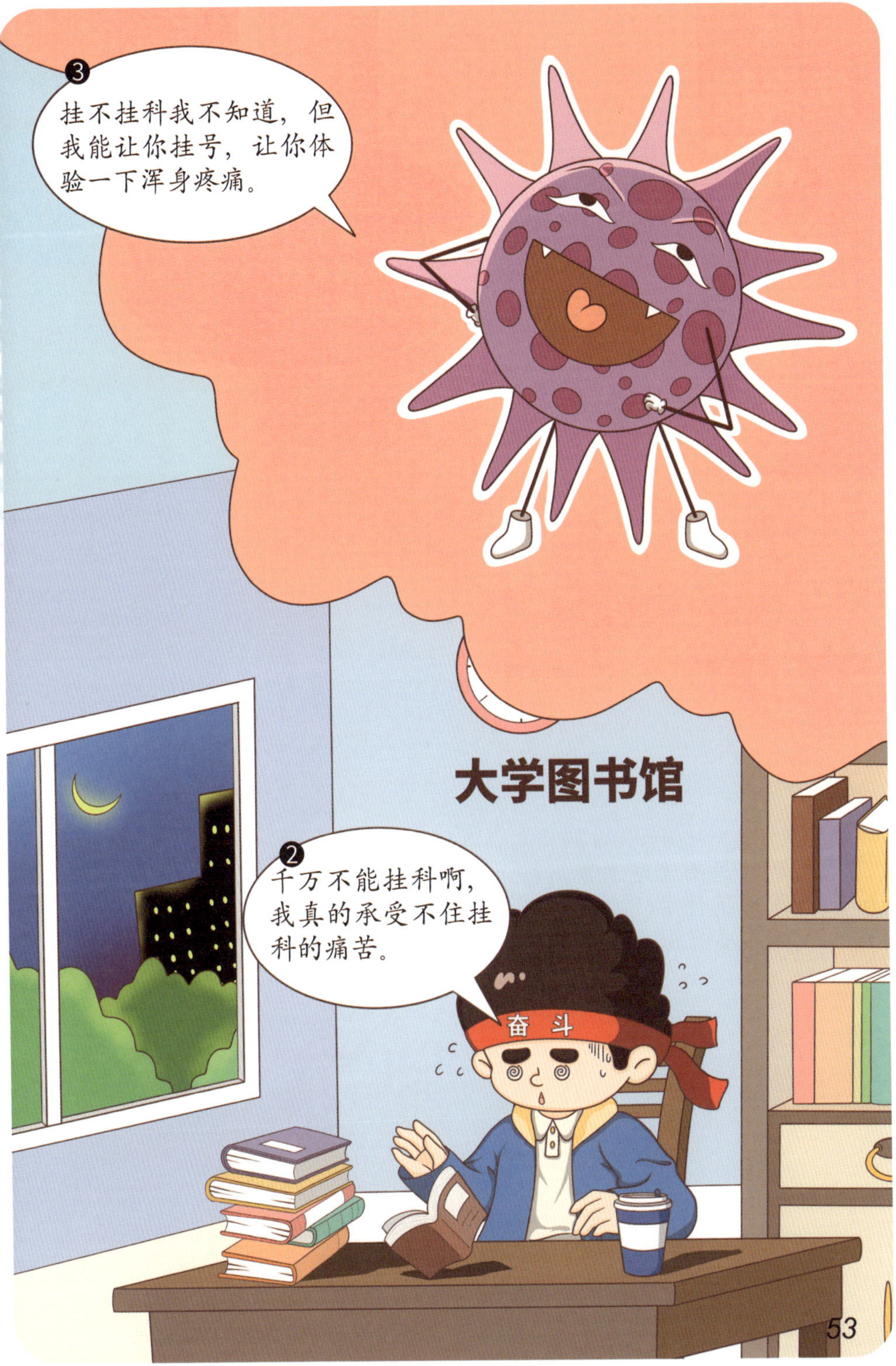
大学图书馆
2 千万不能挂科啊，我真的承受不住挂科的痛苦。
奋斗
3 挂不挂科我不知道，但我能让你挂号，让你体验一下浑身疼痛。

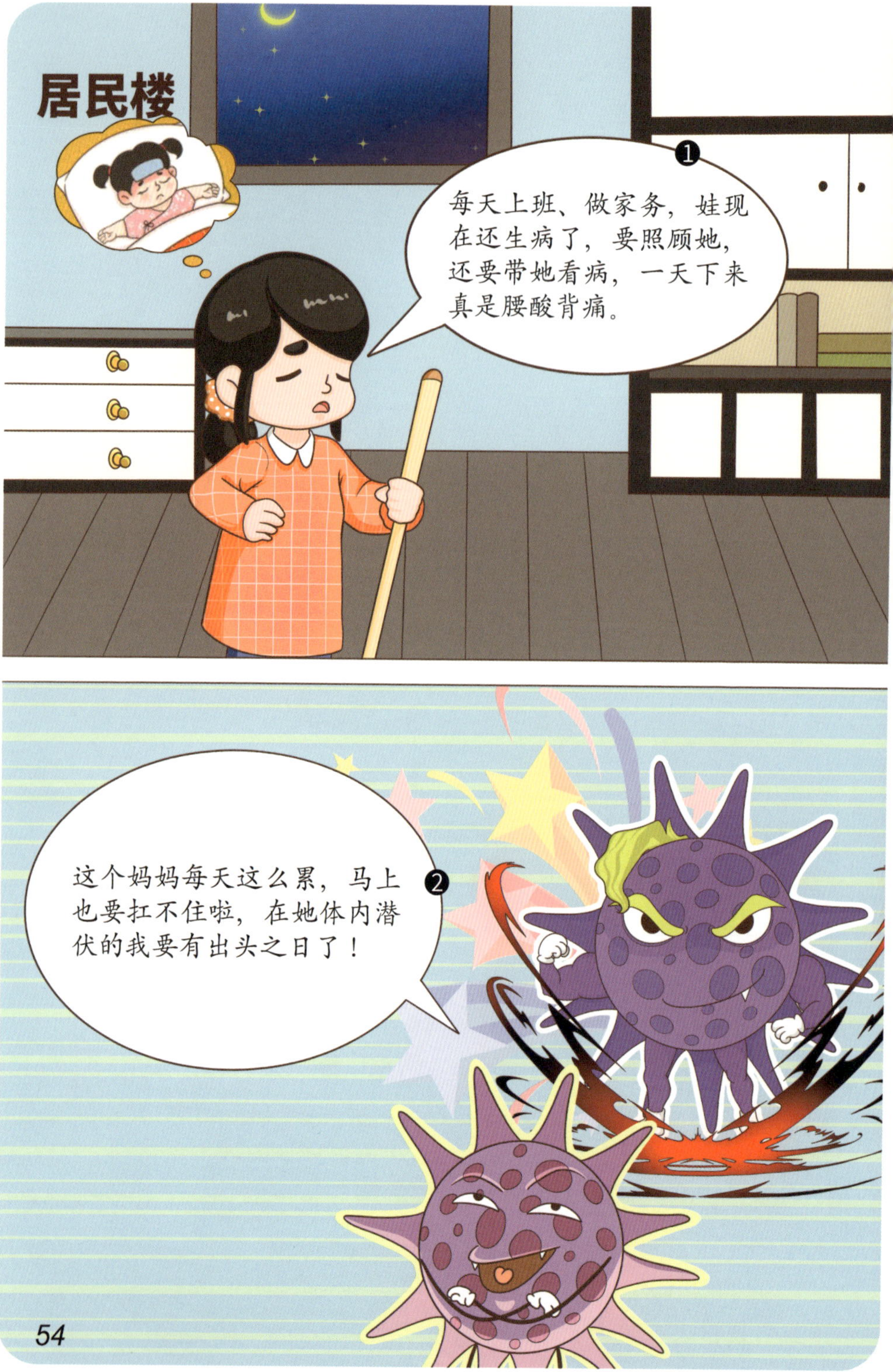
居民楼
①
每天上班、做家务，娃现在还生病了，要照顾她，还要带她看病，一天下来真是腰酸背痛。
②
这个妈妈每天这么累，马上也要扛不住啦，在她体内潜伏的我要有出头之日了！

居民楼

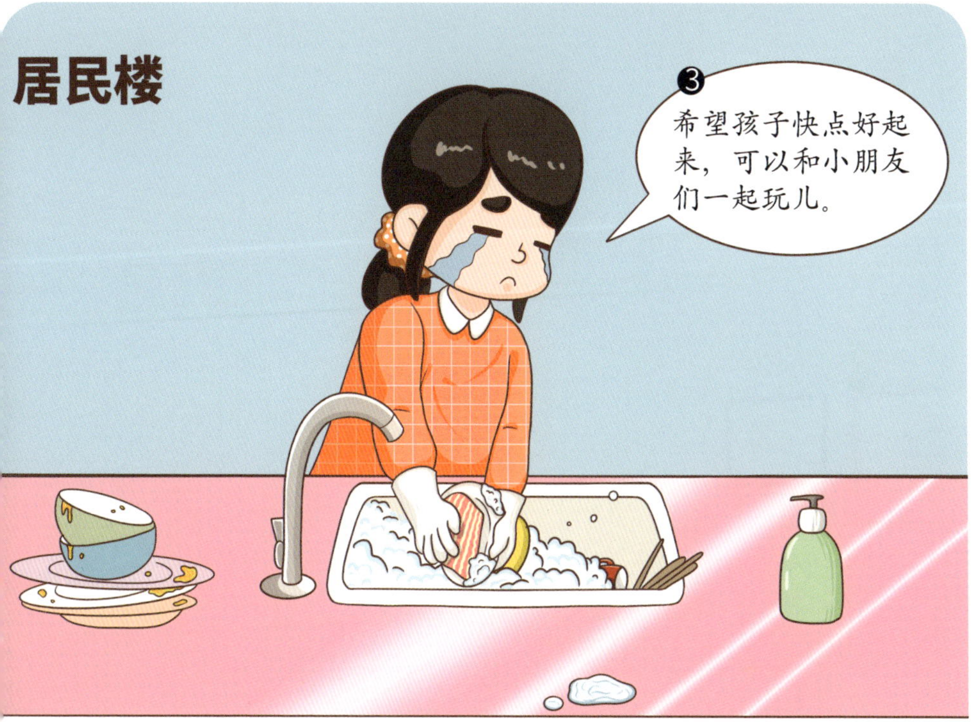

3
希望孩子快点好起来，可以和小朋友们一起玩儿。

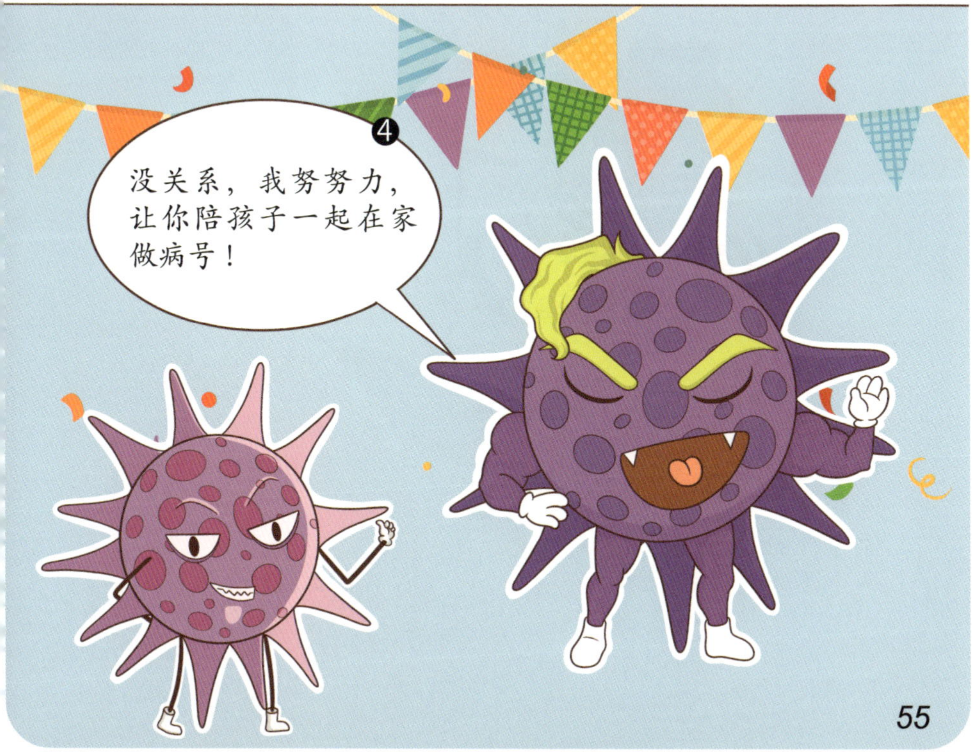

4
没关系，我努努力，让你陪孩子一起在家做病号！

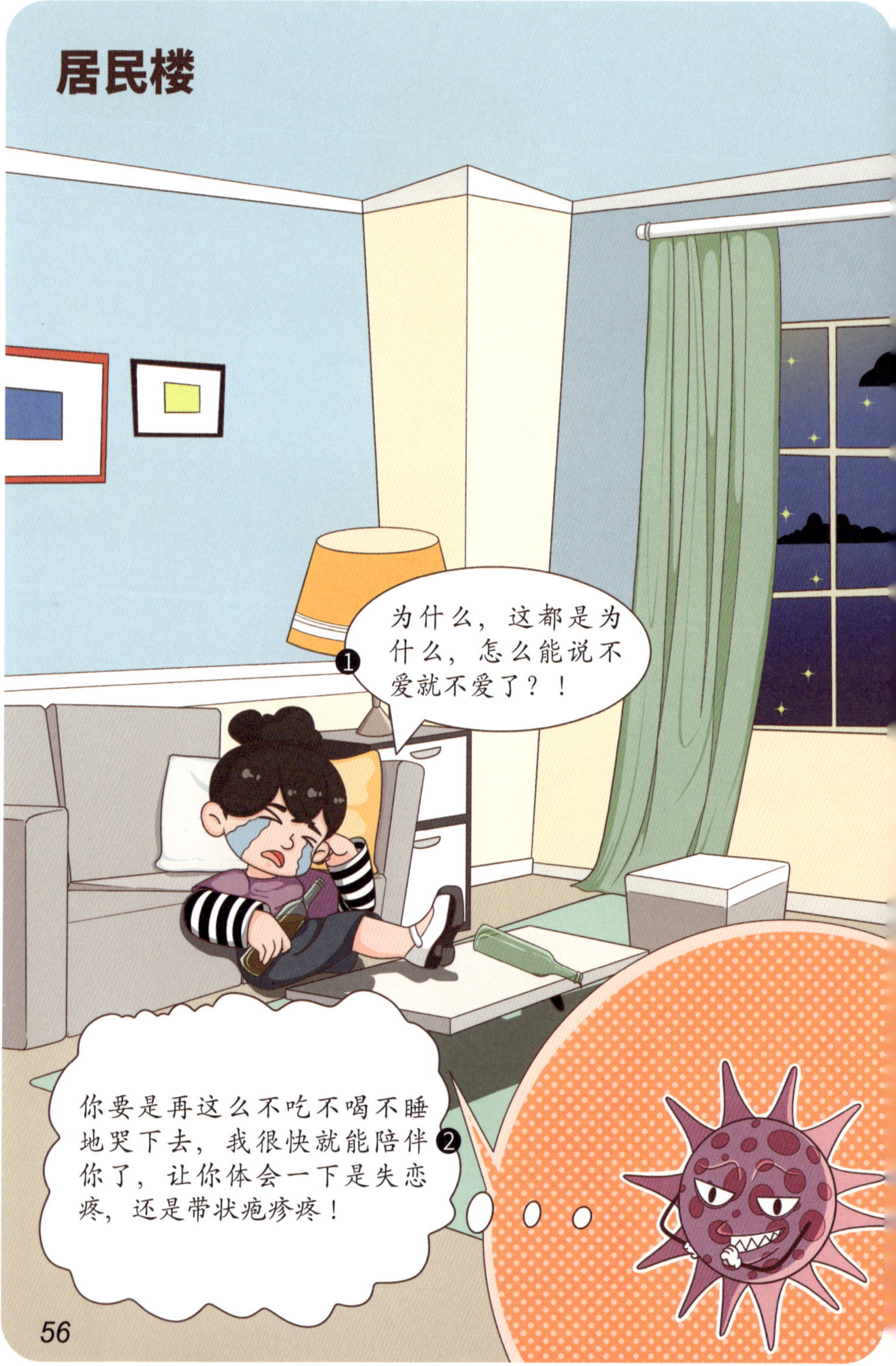
居民楼
为什么，这都是为什么，怎么能说不爱就不爱了？！
你要是再这么不吃不喝不睡地哭下去，我很快就能陪伴你了，让你体会一下是失恋疼，还是带状疱疹疼！

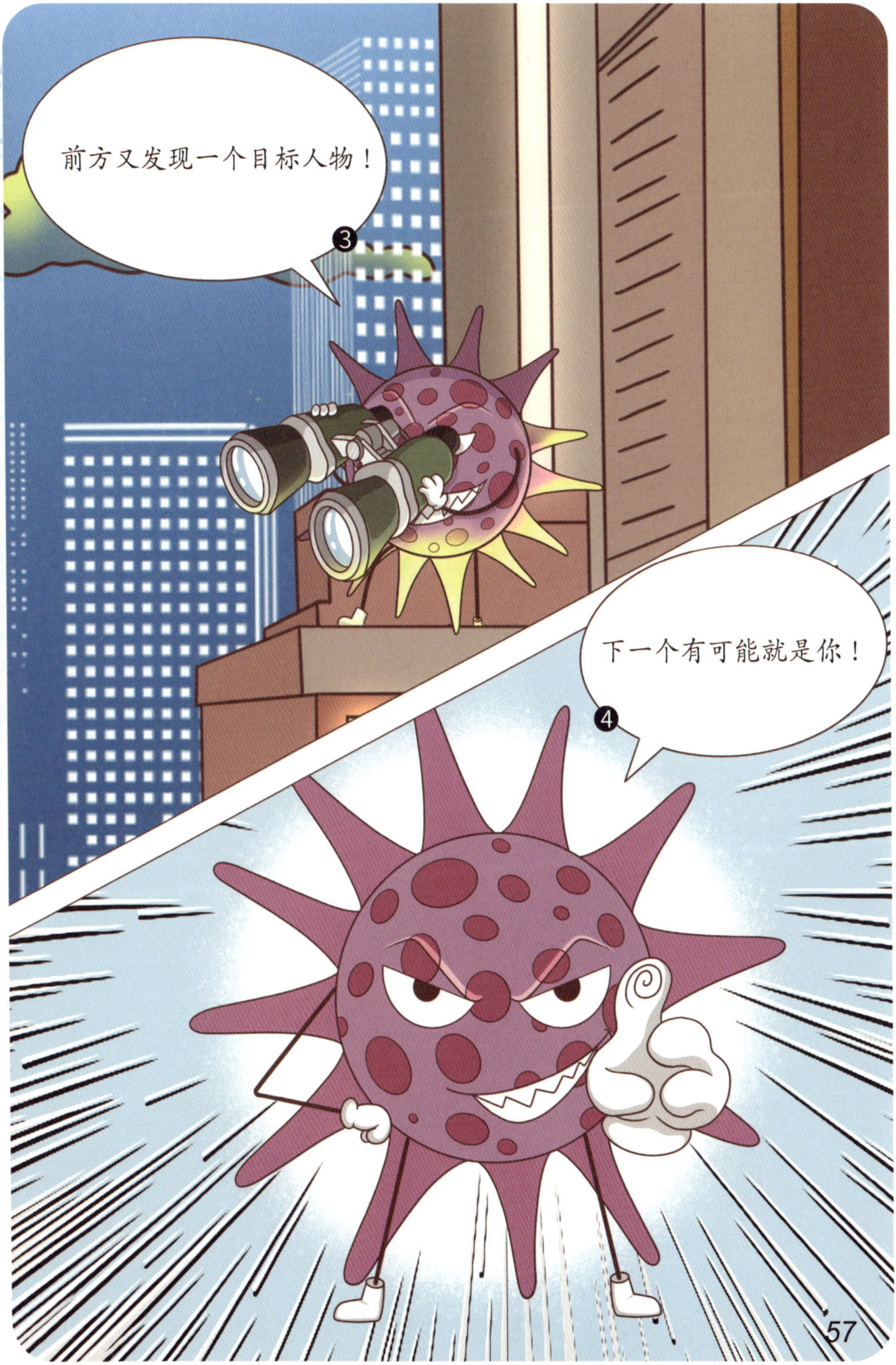
前方又发现一个目标人物！
3
4
下一个有可能就是你！

【tips】

除年龄外，机体免疫状态、创伤后应激障碍、抑郁、慢性疾病等都是引发带状疱疹的危险因素。当人因为衰老、疾病、精神压力、创伤、劳累等多种原因导致自身免疫系统低下时，体内“沉睡”的水痘-带状疱疹病毒就会被唤醒，并且大量复制，沿着(线状的)神经轴转移，从而引发带状疱疹。

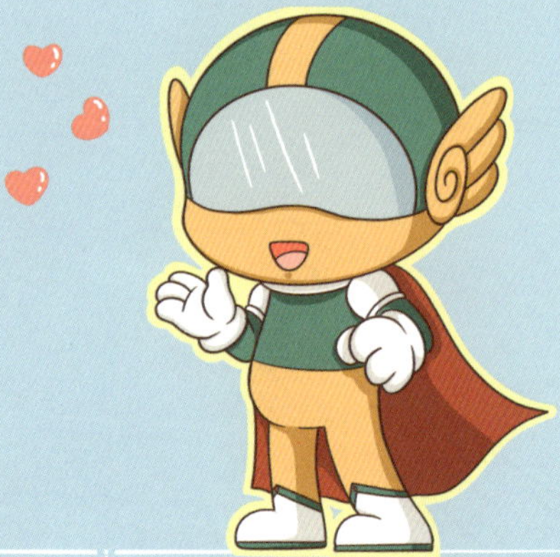

疫苗超人，我要谢谢你

8

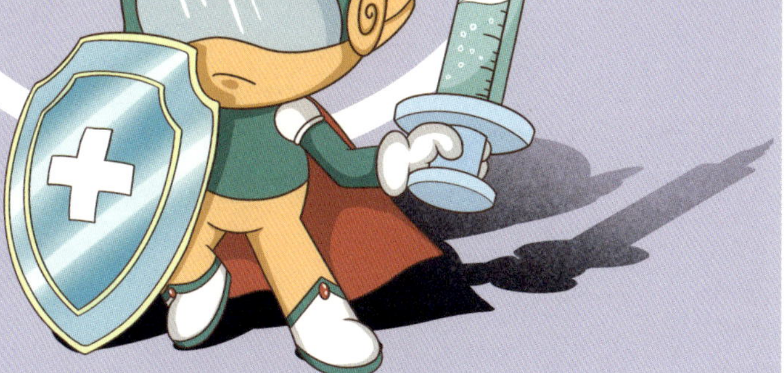

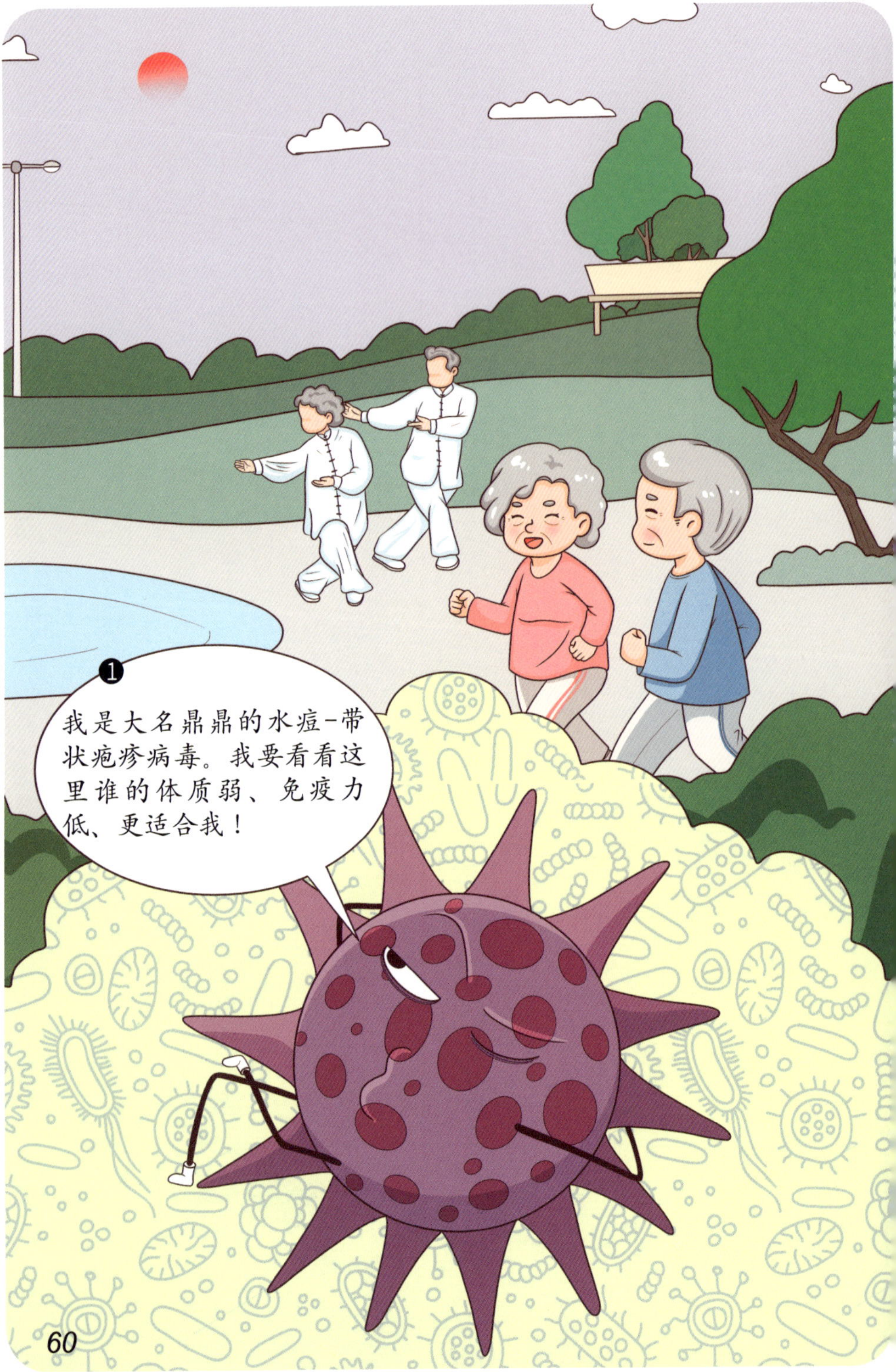
1
我是大名鼎鼎的水痘-带状疱疹病毒。我要看看这里谁的体质弱、免疫力低、更适合我！

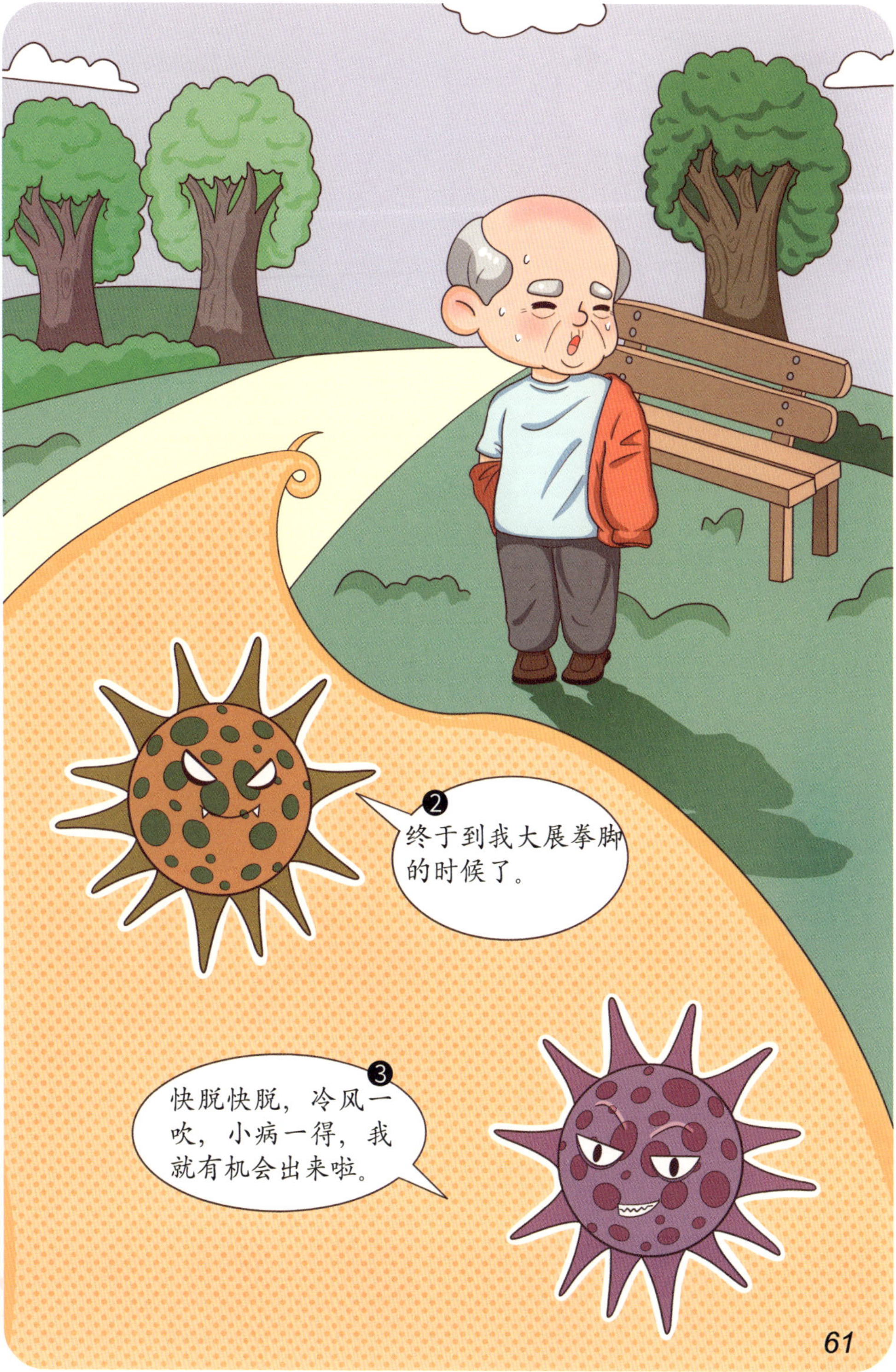
2
终于到我大展拳脚的时候了。
3
快脱快脱，冷风一吹，小病一得，我就有机会出来啦。

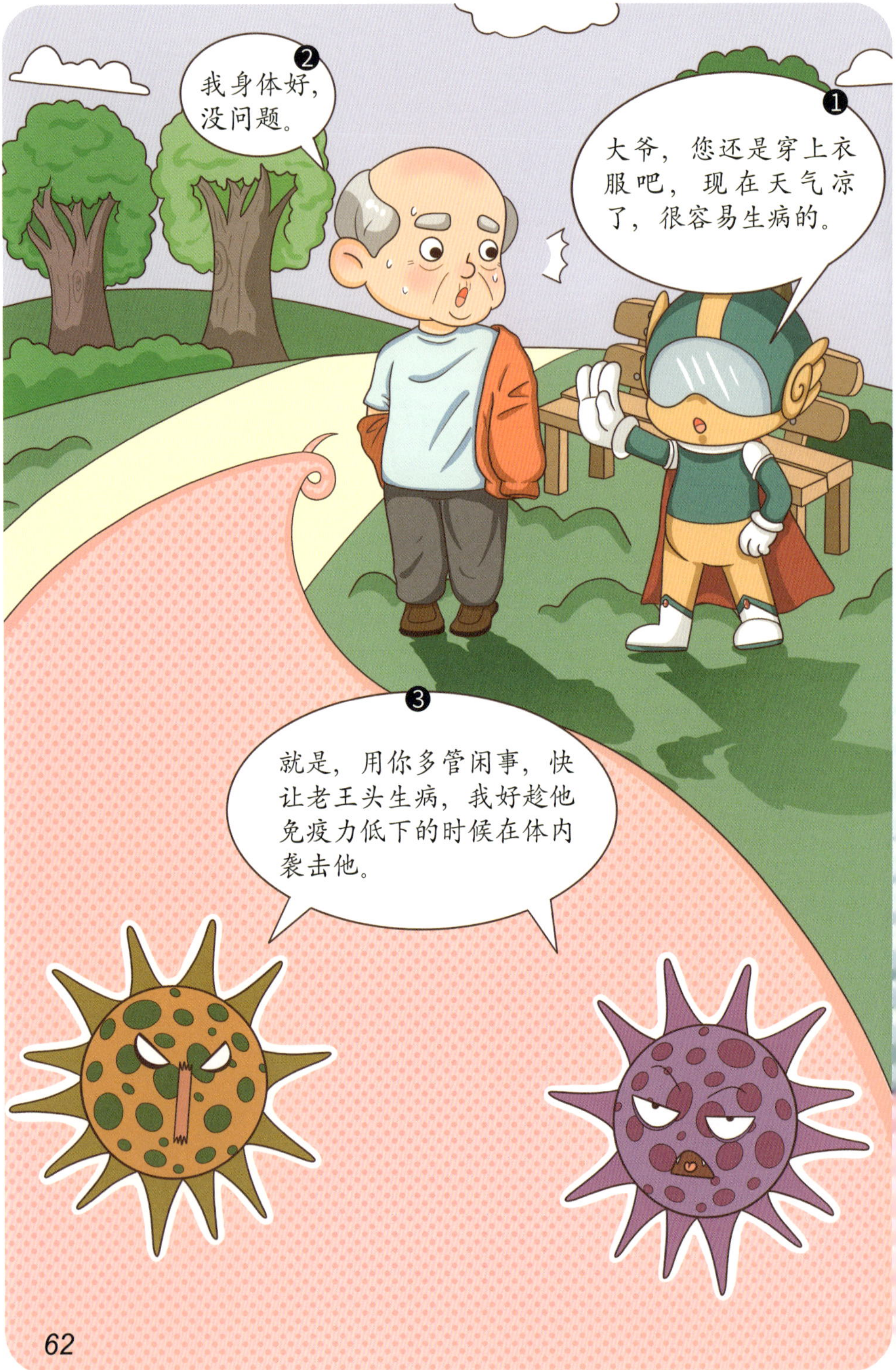
大爷，您还是穿上衣服吧，现在天气凉了，很容易生病的。
我身体好，没问题。
就是，用你多管闲事，快让老王头生病，我好趁他免疫力低下的时候在体内袭击他。

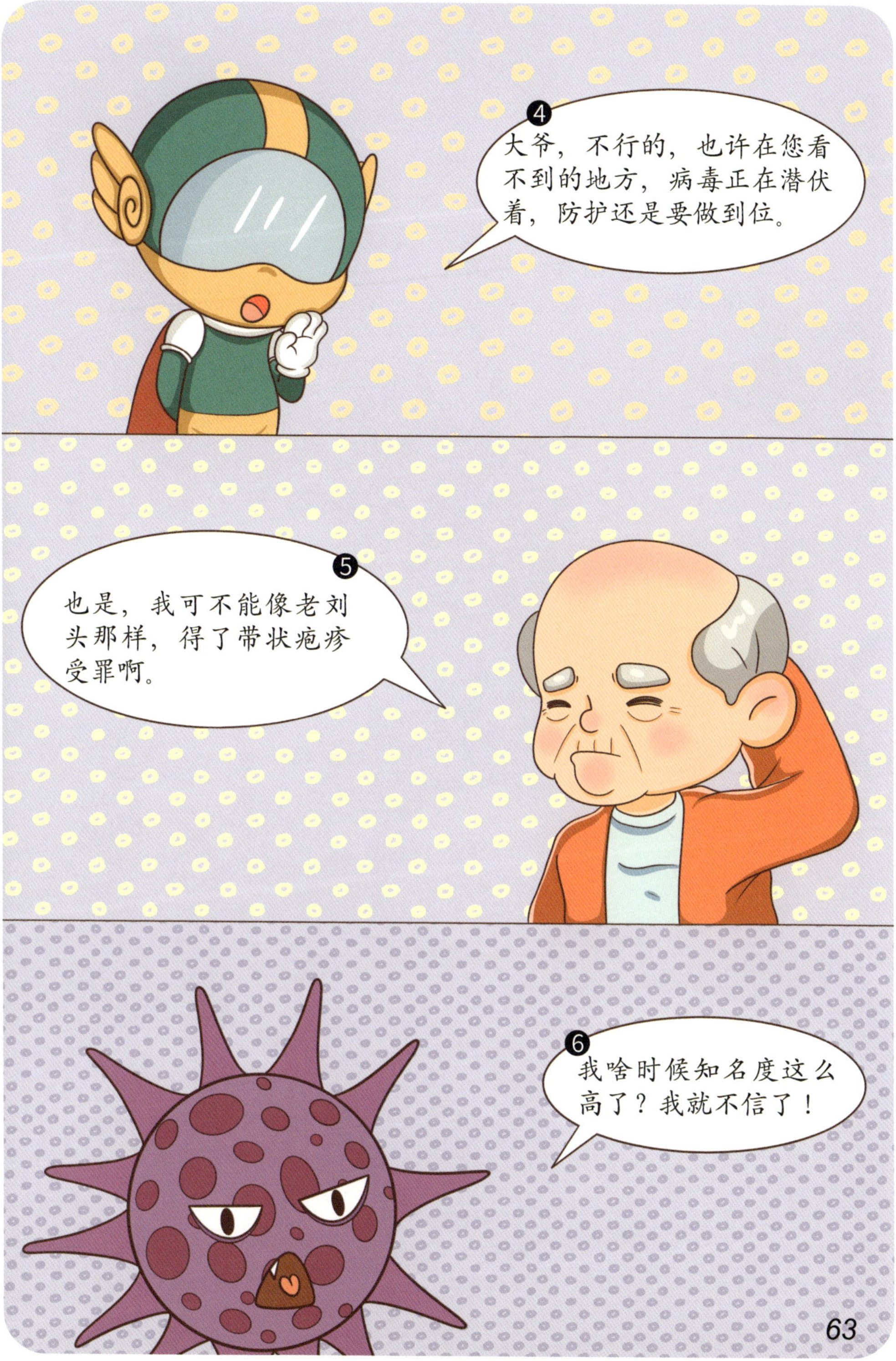
4
大爷，不行的，也许在您看不到的地方，病毒正在潜伏着，防护还是要做到位。
5
也是，我可不能像老刘头那样，得了带状疱疹受罪啊。
6
我啥时候知名度这么高了？我就不信了！

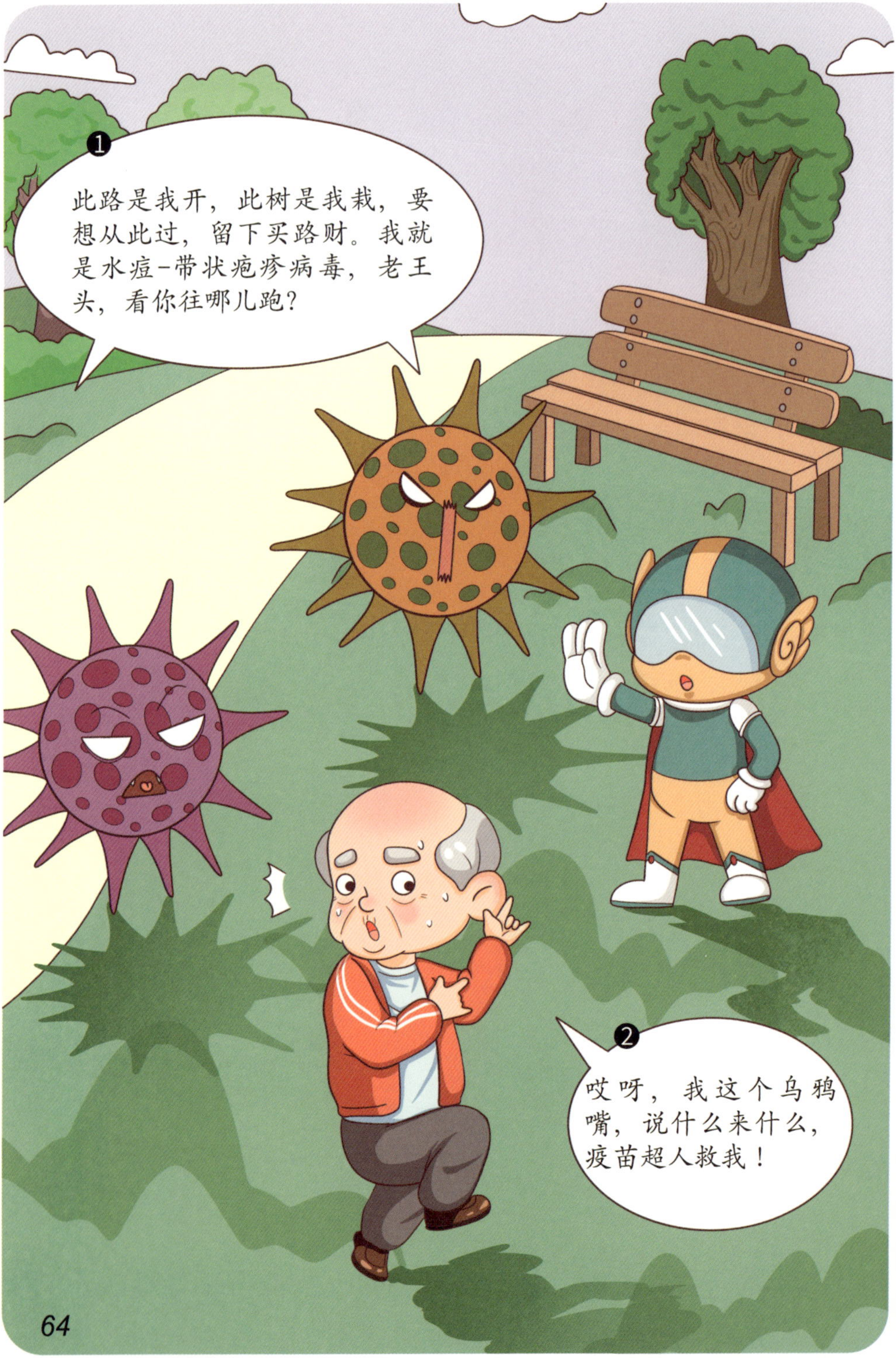
❶
此路是我开，此树是我栽，要想从此过，留下买路财。我就是水痘-带状疱疹病毒，老王头，看你往哪儿跑？
❷
哎呀，我这个乌鸦嘴，说什么来什么，疫苗超人救我！

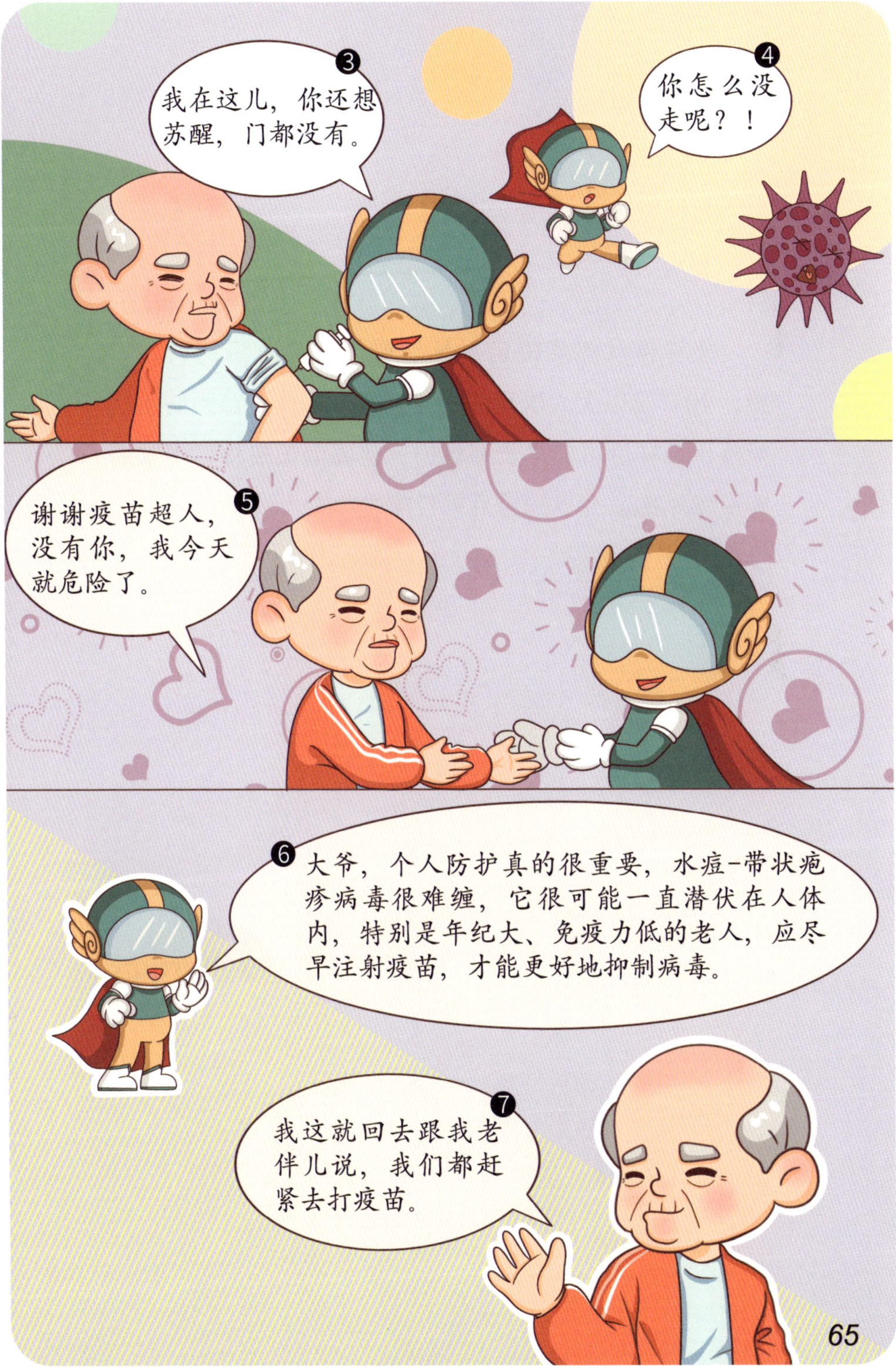
3
我在这儿，你还想苏醒，门都没有。
4
你怎么没走呢？！
5
谢谢疫苗超人，没有你，我今天就危险了。
6
大爷，个人防护真的很重要，水痘-带状疱疹病毒很难缠，它很可能一直潜伏在人体内，特别是年纪大、免疫力低的老人，应尽早注射疫苗，才能更好地抑制病毒。
7
我这就回去跟我老伴儿说，我们都赶紧去打疫苗。

【tips】

接种带状疱疹疫苗是预防带状疱疹发病的有效措施。40岁及以上人群可通过接种带状疱疹疫苗预防带状疱疹，接种后可提供长期保护，显著降低接种者带状疱疹及其并发症-带状疱疹后神经痛的发生。

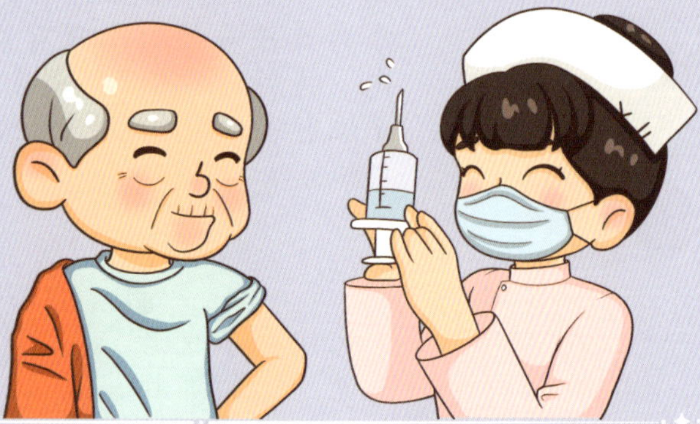

预防带状疱疹从我做起

9

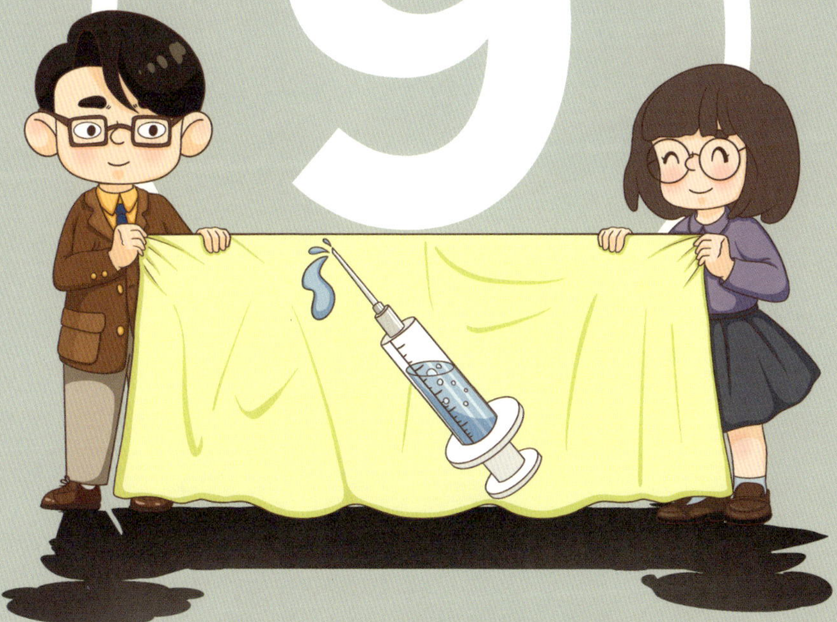

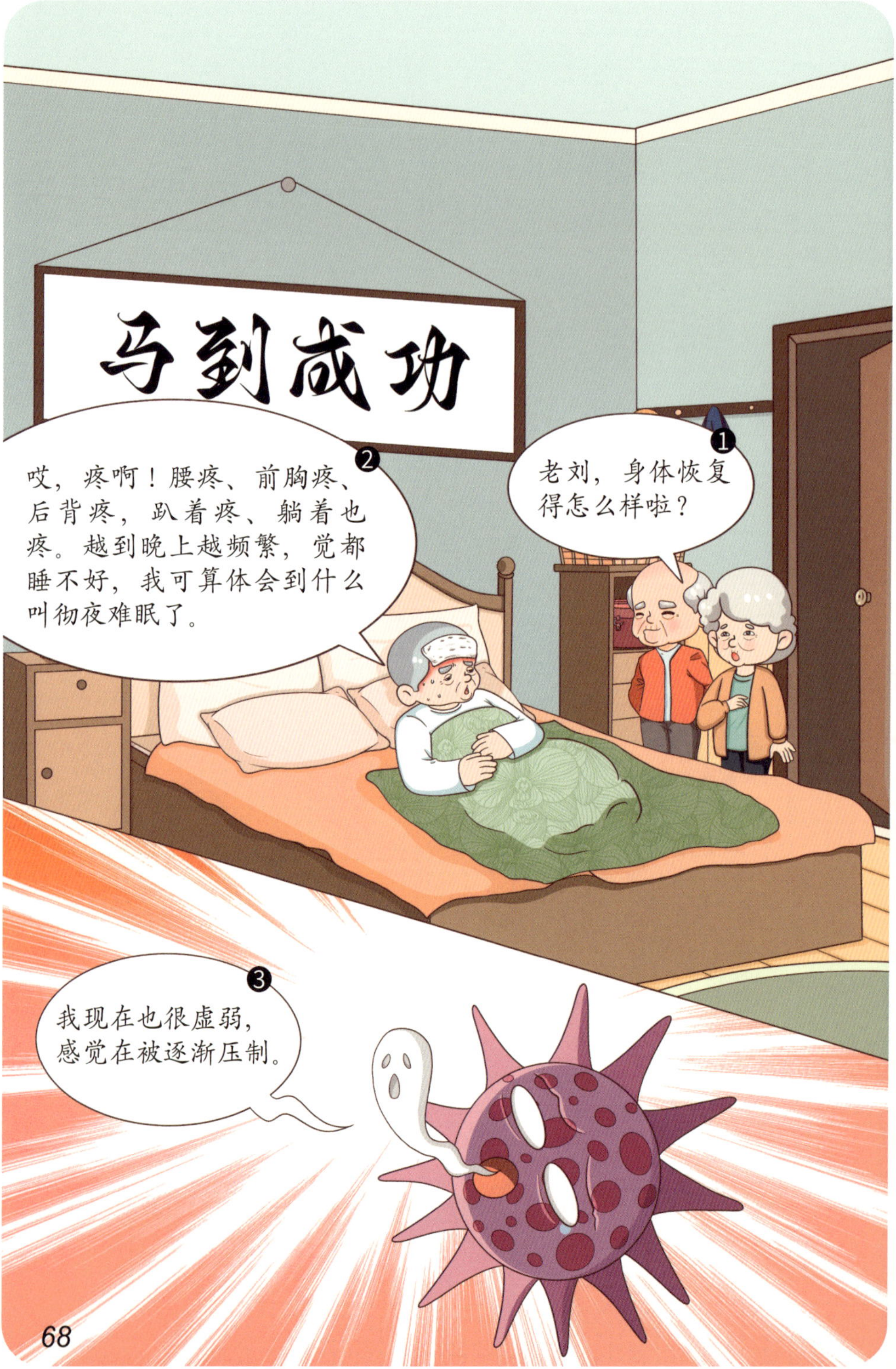
马到成功
①老刘，身体恢复得怎么样啦？
②哎，疼啊！腰疼、前胸疼、后背疼，趴着疼、躺着也疼。越到晚上越频繁，觉都睡不好，我可算体会到什么叫彻夜难眠了。
③我现在也很虚弱，感觉在被逐渐压制。

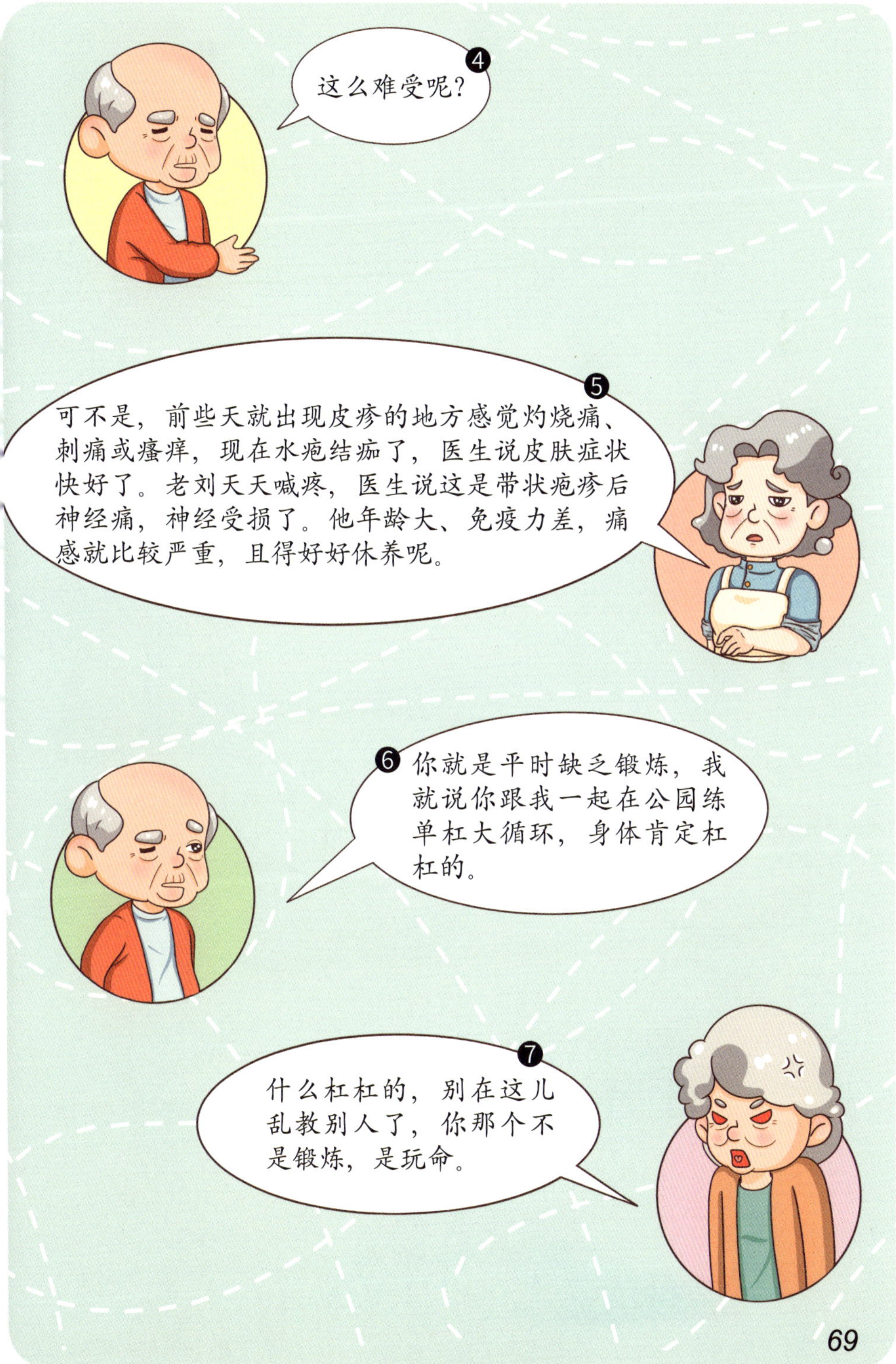
4
这么难受呢？
5
可不是，前些天就出现皮疹的地方感觉灼烧痛、刺痛或瘙痒，现在水疱结痂了，医生说皮肤症状快好了。老刘天天喊疼，医生说这是带状疱疹后神经痛，神经受损了。他年龄大、免疫力差，痛感就比较严重，且得好好休养呢。
6
你就是平时缺乏锻炼，我就说你跟我一起在公园练单杠大循环，身体肯定杠杠的。
7
什么杠杠的，别在这儿乱教别人了，你那个不是锻炼，是玩命。

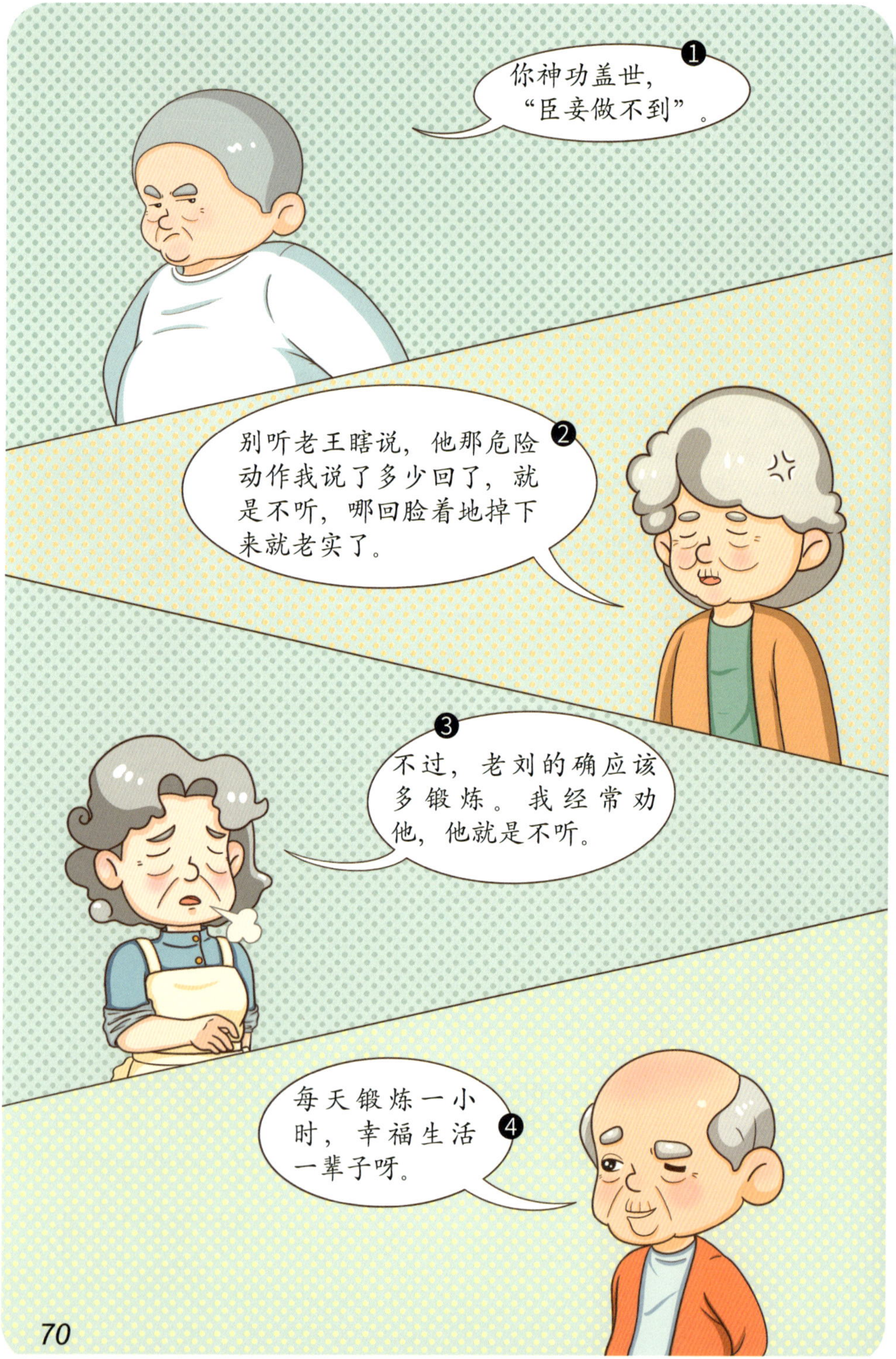
1
你神功盖世，“臣妾做不到”。
2
别听老王瞎说，他那危险动作我说了多少回了，就是不听，哪回脸着地掉下来就老实了。
3
不过，老刘的确应该多锻炼。我经常劝他，他就是不听。
4
每天锻炼一小时，幸福生活一辈子呀。

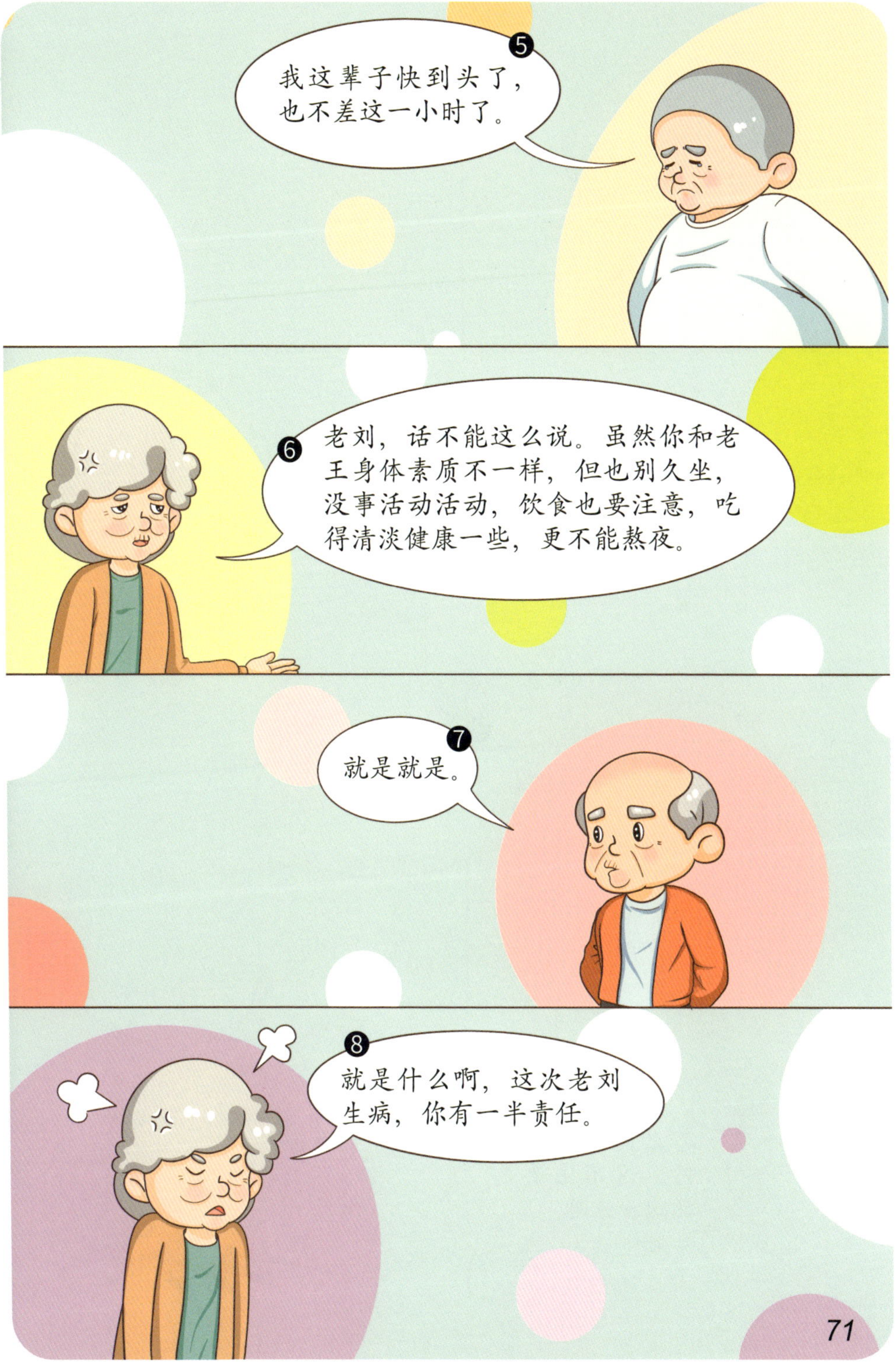
5
我这辈子快到头了，也不差这一小时了。
6
老刘，话不能这么说。虽然你和老王身体素质不一样，但也别久坐，没事活动活动，饮食也要注意，吃得清淡健康一些，更不能熬夜。
7
就是就是。
8
就是什么啊，这次老刘生病，你有一半责任。

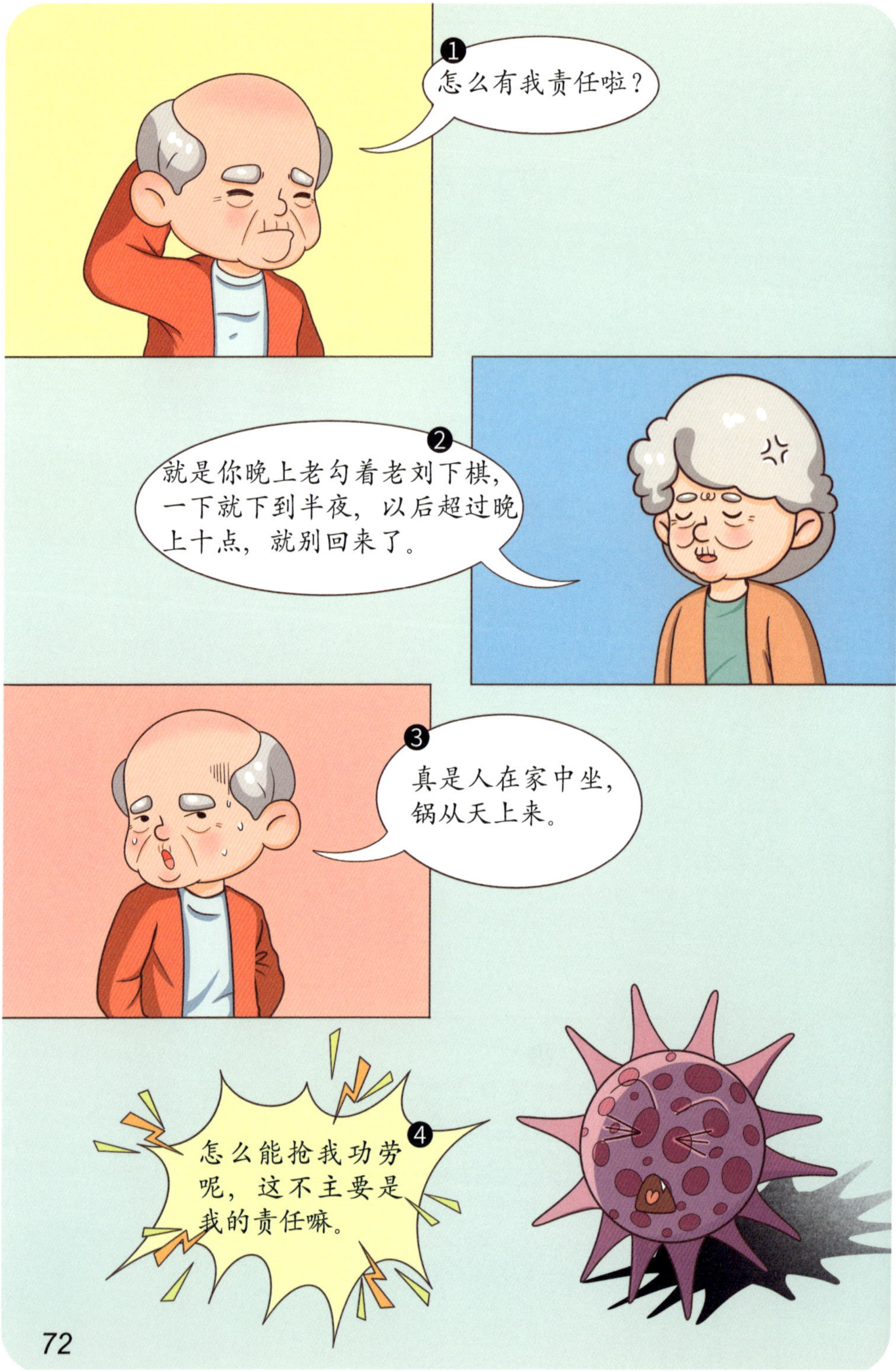

1
怎么有我责任啦？
2
就是你晚上老勾着老刘下棋，一下就下到半夜，以后超过晚上十点，就别回来了。
3
真是人在家中坐，锅从天上来。
4
怎么能抢我功劳呢，这不主要是我的责任嘛。

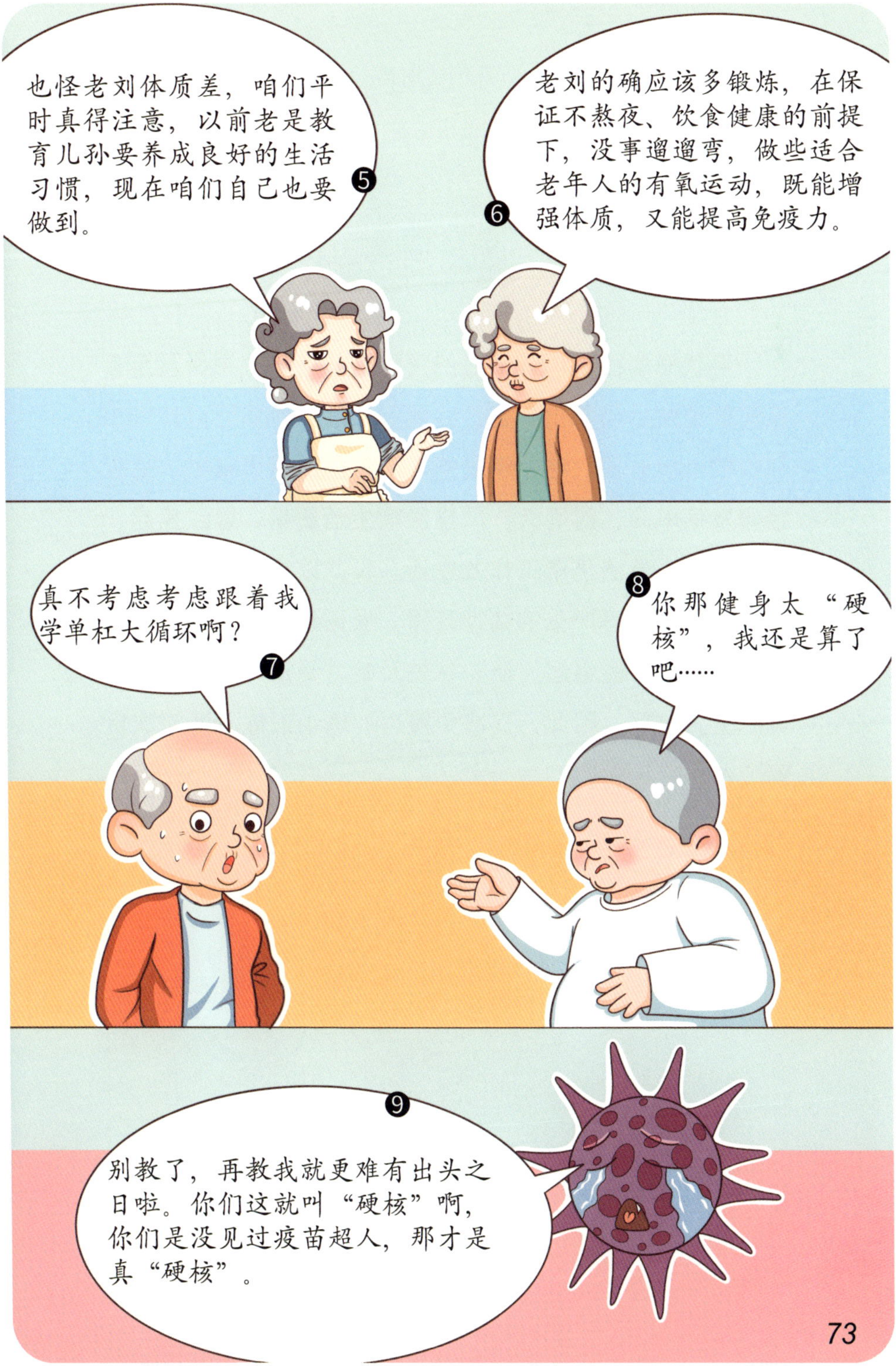
5
也怪老刘体质差，咱们平时真得注意，以前老是教育儿孙要养成良好的生活习惯，现在咱们自己也要做到。
6
老刘的确应该多锻炼，在保证不熬夜、饮食健康的前提下，没事遛遛弯，做些适合老年人的有氧运动，既能增强体质，又能提高免疫力。
7
真不考虑考虑跟着我学单杠大循环啊？
8
你那健身太“硬核”，我还是算了吧……
9
别教了，再教我就更难有出头之日啦。你们这就叫“硬核”啊，你们是没见过疫苗超人，那才是真“硬核”。

【tips】

带状疱疹往往伴有明显的疼痛症状，部分患者甚至会在皮疹缓解后仍然出现各种疼痛，这样的疼痛可以持续相当长的一段时间。老年带状疱疹患者的疼痛更常见，后神经痛发病率高、时间久，严重影响生活质量，导致焦虑、睡眠障碍、无法正常工作或生活。长此以往，甚至导致神经衰弱、抑郁等严重的精神障碍。根据感染部位及严重程度不同，还可能引起失明、味觉及听力受损、脑炎及瘫痪等严重并发症。因此，提高免疫力、适当锻炼、清淡饮食等个人防护很重要。

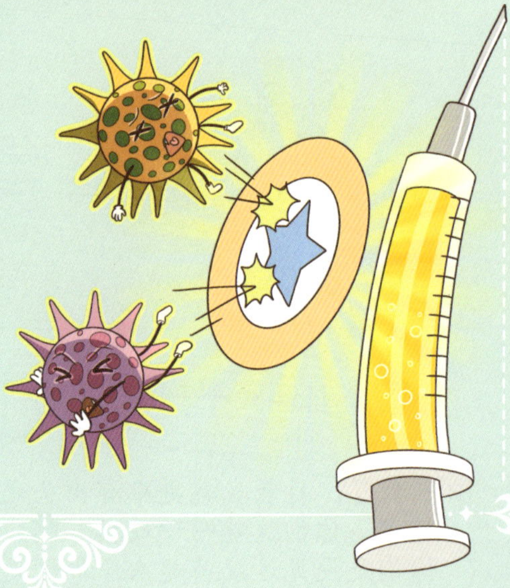

带状疱疹疫苗，你打了吗？

10

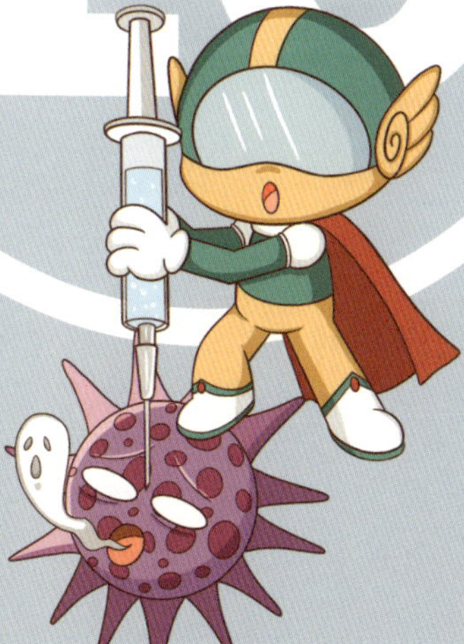

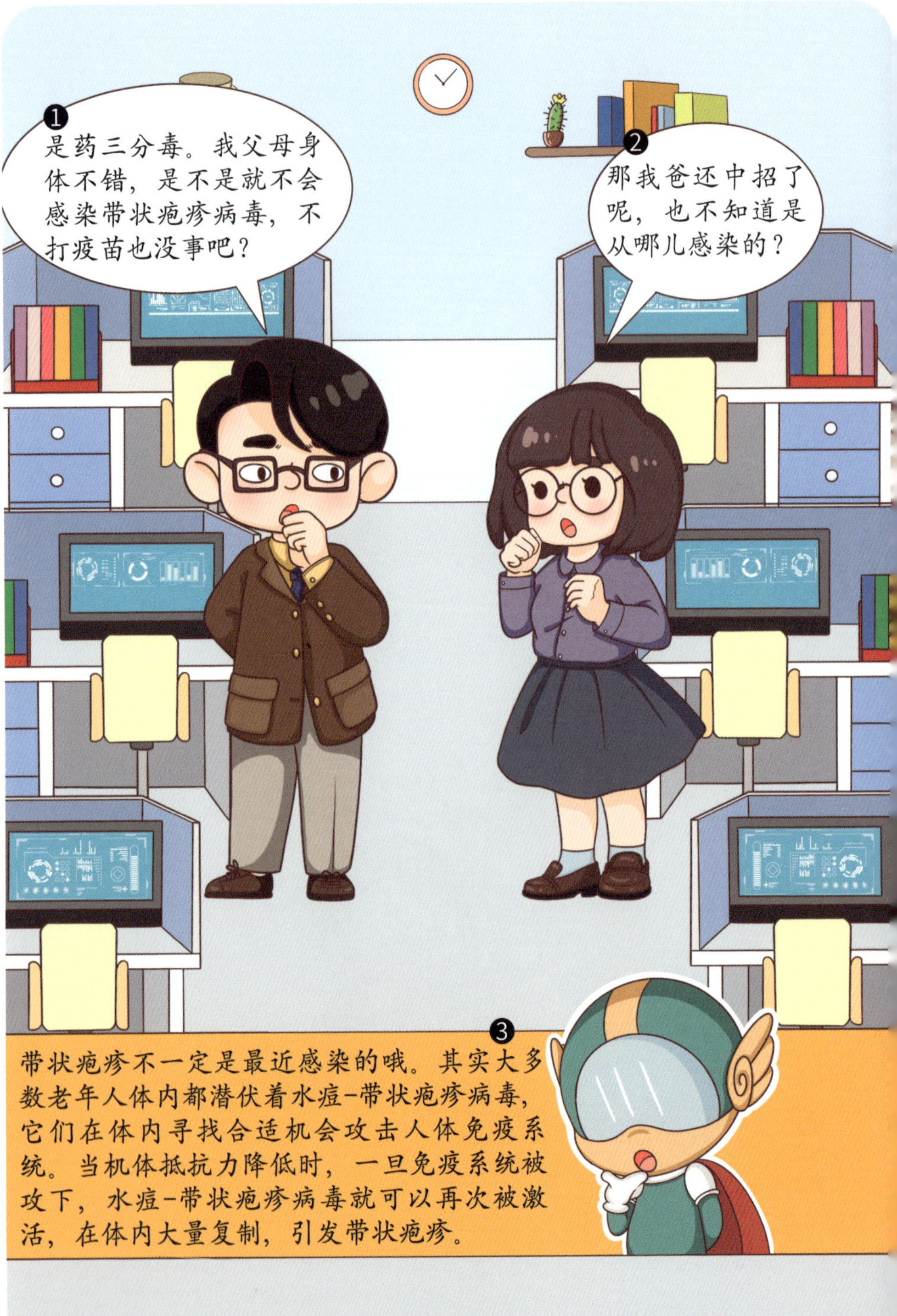
❶
是药三分毒。我父母身体不错，是不是就不会感染带状疱疹病毒，不打疫苗也没事吧？
❷
那我爸还中招了呢，也不知道是从哪儿感染的？
❸
带状疱疹不一定是最近感染的哦。其实大多数老年人体内都潜伏着水痘-带状疱疹病毒，它们在体内寻找合适机会攻击人体免疫系统。当机体抵抗力降低时，一旦免疫系统被攻下，水痘-带状疱疹病毒就可以再次被激活，在体内大量复制，引发带状疱疹。

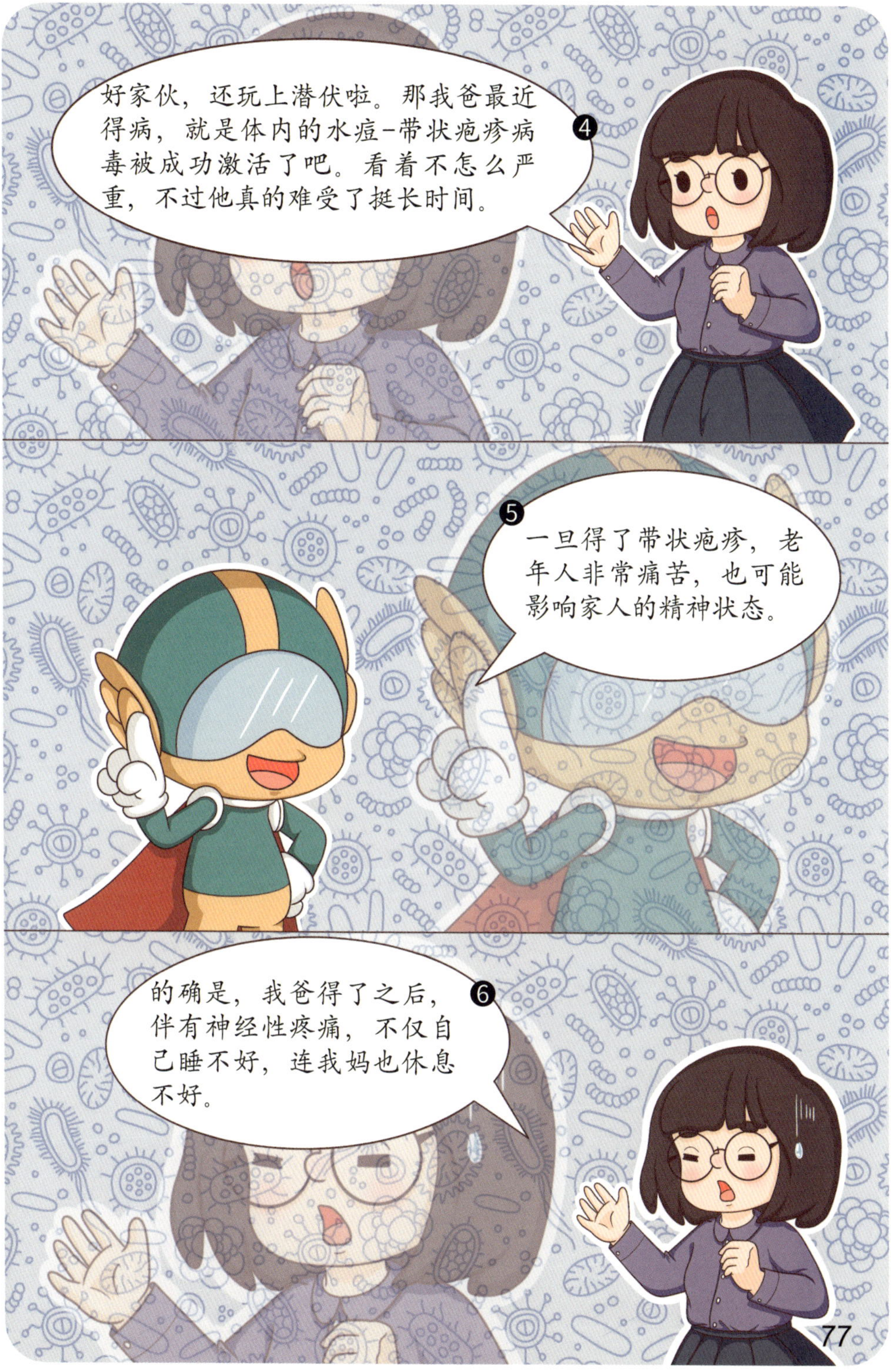
4
好家伙，还玩上潜伏啦。那我爸最近得病，就是体内的水痘-带状疱疹病毒被成功激活了吧。看着不怎么严重，不过他真的难受了挺长时间。
5
一旦得了带状疱疹，老年人非常痛苦，也可能影响家人的精神状态。
6
的确是，我爸得了之后，伴有神经性疼痛，不仅自己睡不好，连我妈也休息不好。

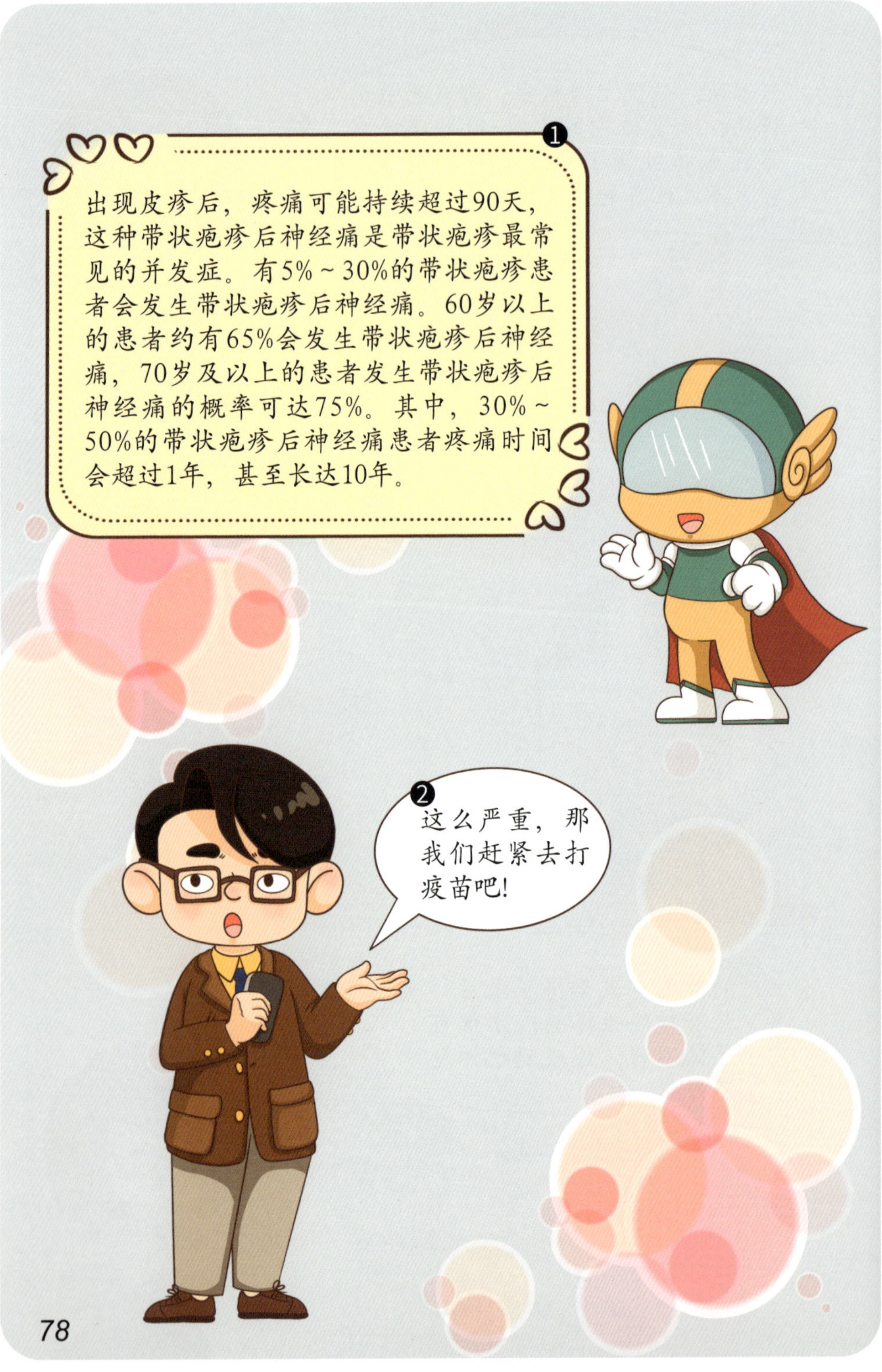
1
出现皮疹后，疼痛可能持续超过90天，这种带状疱疹后神经痛是带状疱疹最常见的并发症。有5%～30%的带状疱疹患者会发生带状疱疹后神经痛。60岁以上的患者约有65%会发生带状疱疹后神经痛，70岁及以上的患者发生带状疱疹后神经痛的概率可达75%。其中，30%～50%的带状疱疹后神经痛患者疼痛时间会超过1年，甚至长达10年。
2
这么严重，那我们赶紧去打疫苗吧！

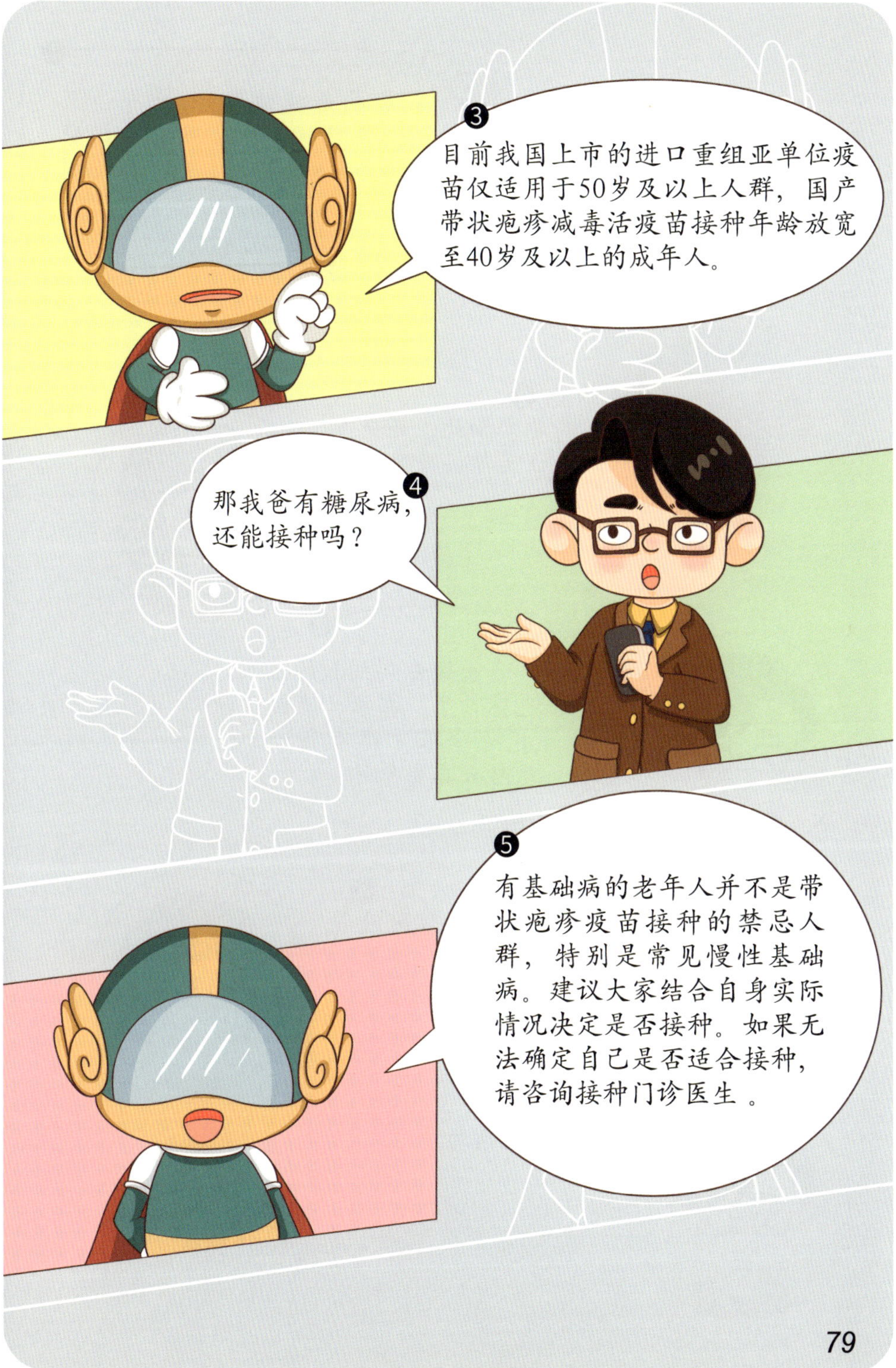
3
目前我国上市的进口重组亚单位疫苗仅适用于50岁及以上人群，国产带状疱疹减毒活疫苗接种年龄放宽至40岁及以上的成年人。
4
那我爸有糖尿病，还能接种吗？
5
有基础病的老年人并不是带状疱疹疫苗接种的禁忌人群，特别是常见慢性基础病。建议大家结合自身实际情况决定是否接种。如果无法确定自己是否适合接种，请咨询接种门诊医生 。

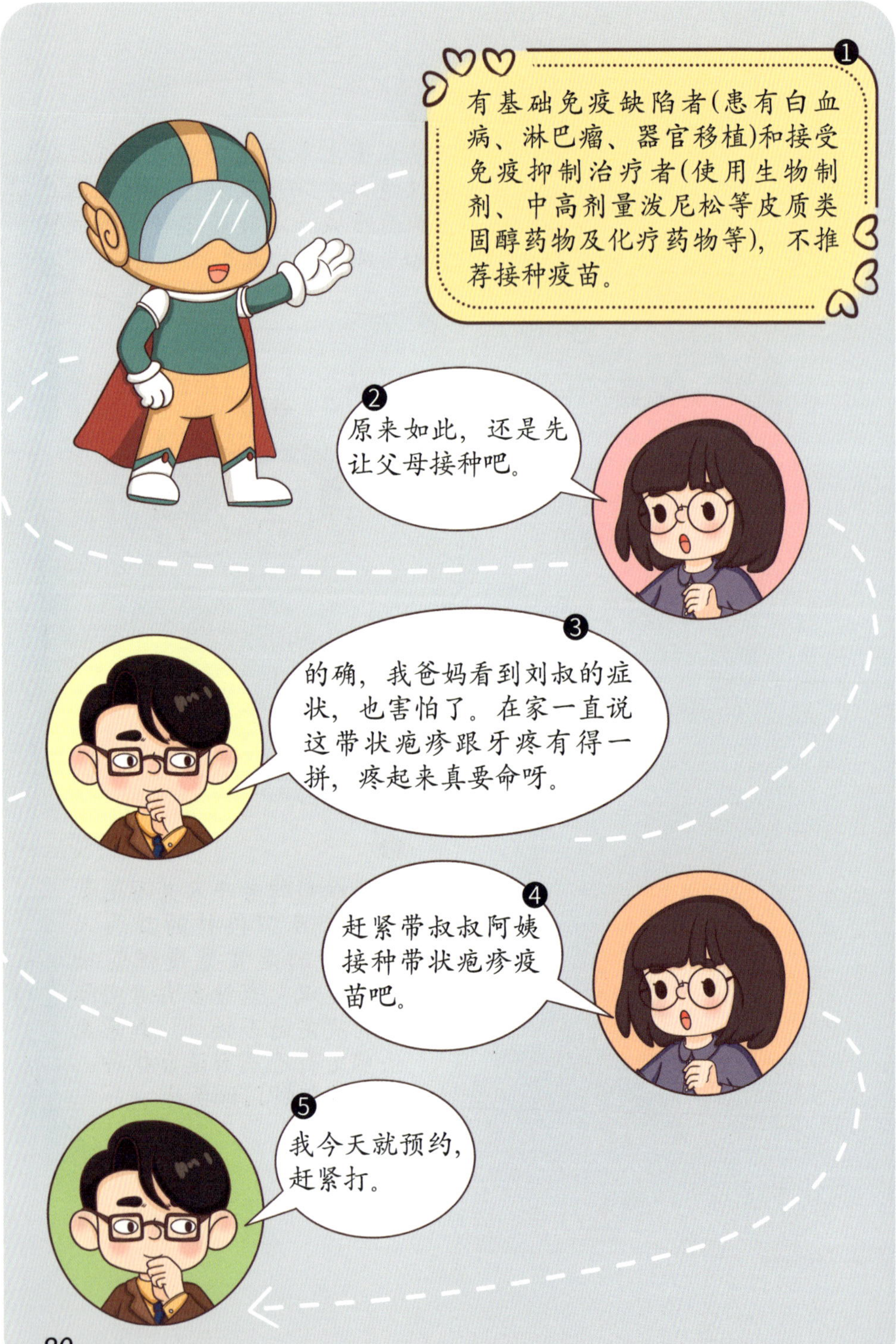
有基础免疫缺陷者(患有白血病、淋巴瘤、器官移植)和接受免疫抑制治疗者(使用生物制剂、中高剂量泼尼松等皮质类固醇药物及化疗药物等)，不推荐接种疫苗。
原来如此，还是先让父母接种吧。
的确，我爸妈看到刘叔的症状，也害怕了。在家一直说这带状疱疹跟牙疼有得一拼，疼起来真要命呀。
赶紧带叔叔阿姨接种带状疱疹疫苗吧。
我今天就预约，赶紧打。

【tips】

常见慢性基础疾病是带状疱疹发病的危险因素,接种带状疱疹疫苗可显著降低受种者发病率。40岁及以上成年人可通过接种带状疱疹疫苗，刺激机体产生抗水痘-带状疱疹病毒的免疫力，预防带状疱疹，但不可用于预防原发性水痘。对疫苗的任何成分有过敏反应史者禁用。

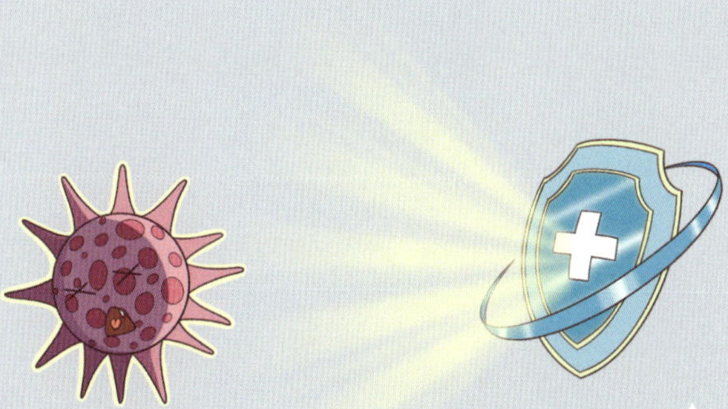

感染期的刘爷爷能打疫苗吗

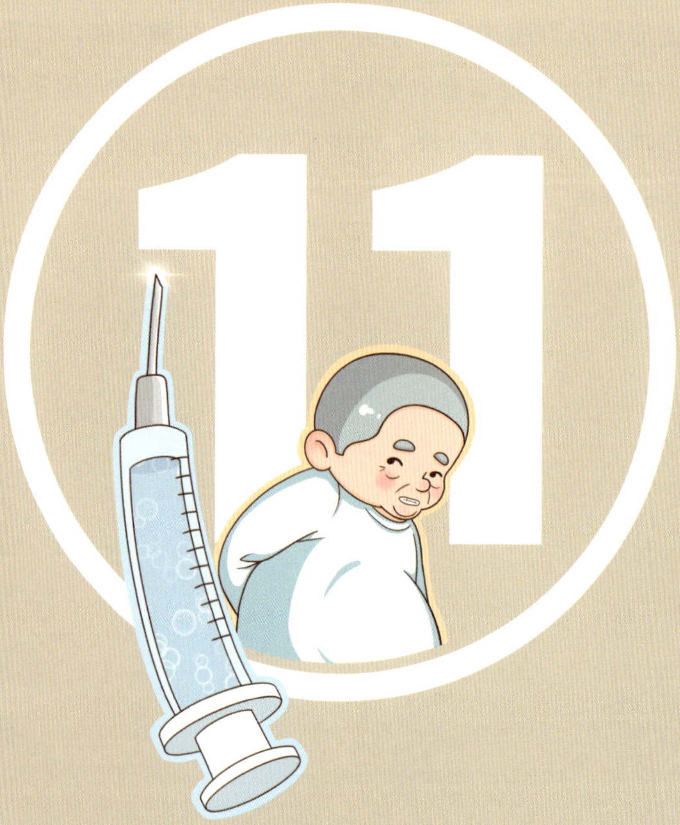

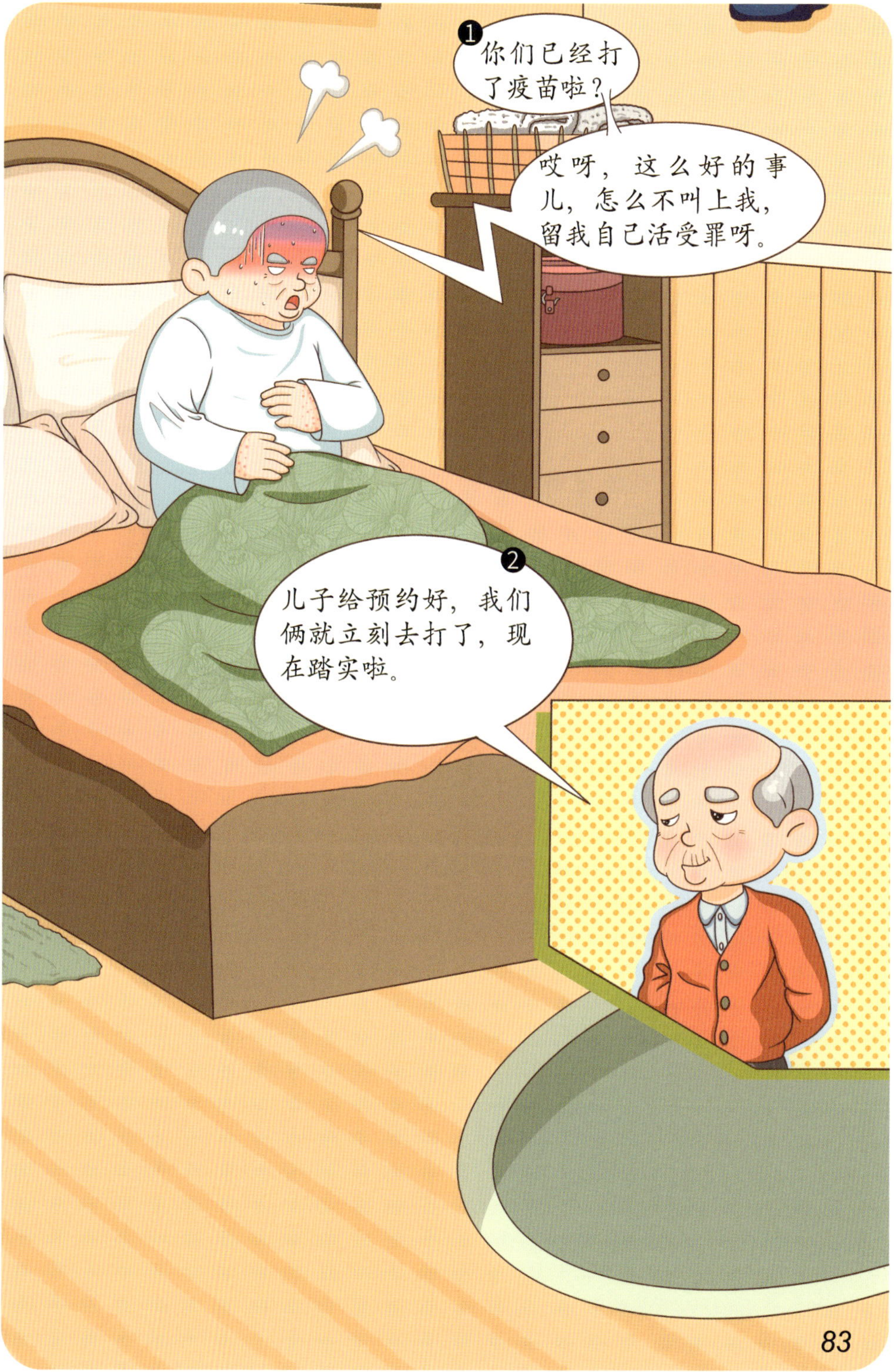
1
你们已经打了疫苗啦？
哎呀，这么好的事儿，怎么不叫上我，留我自己活受罪呀。
2
儿子给预约好，我们俩就立刻去打了，现在踏实啦。

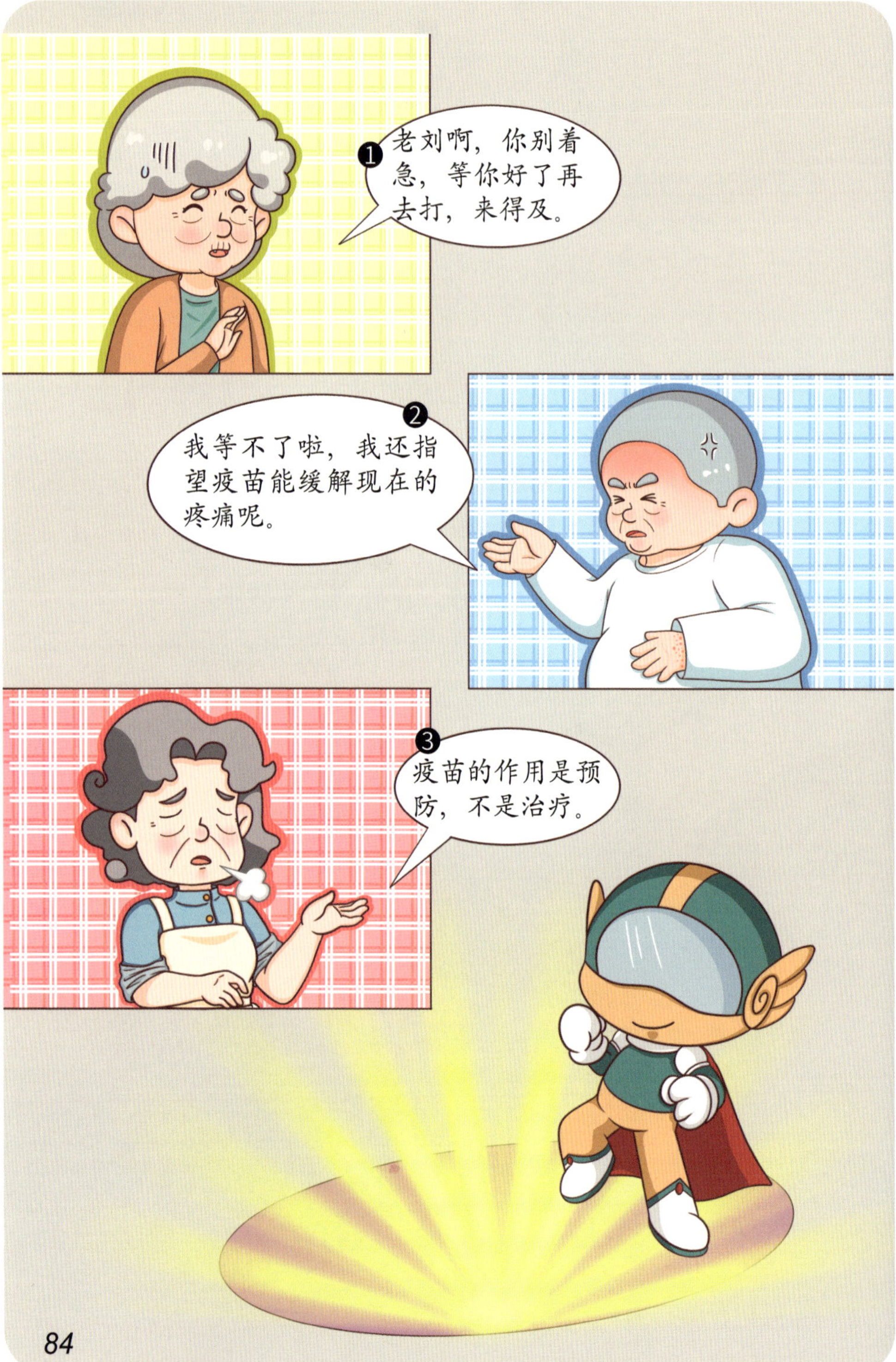
1 老刘啊，你别着急，等你好了再去打，来得及。
2 我等不了啦，我还指望疫苗能缓解现在的疼痛呢。
3 疫苗的作用是预防，不是治疗。

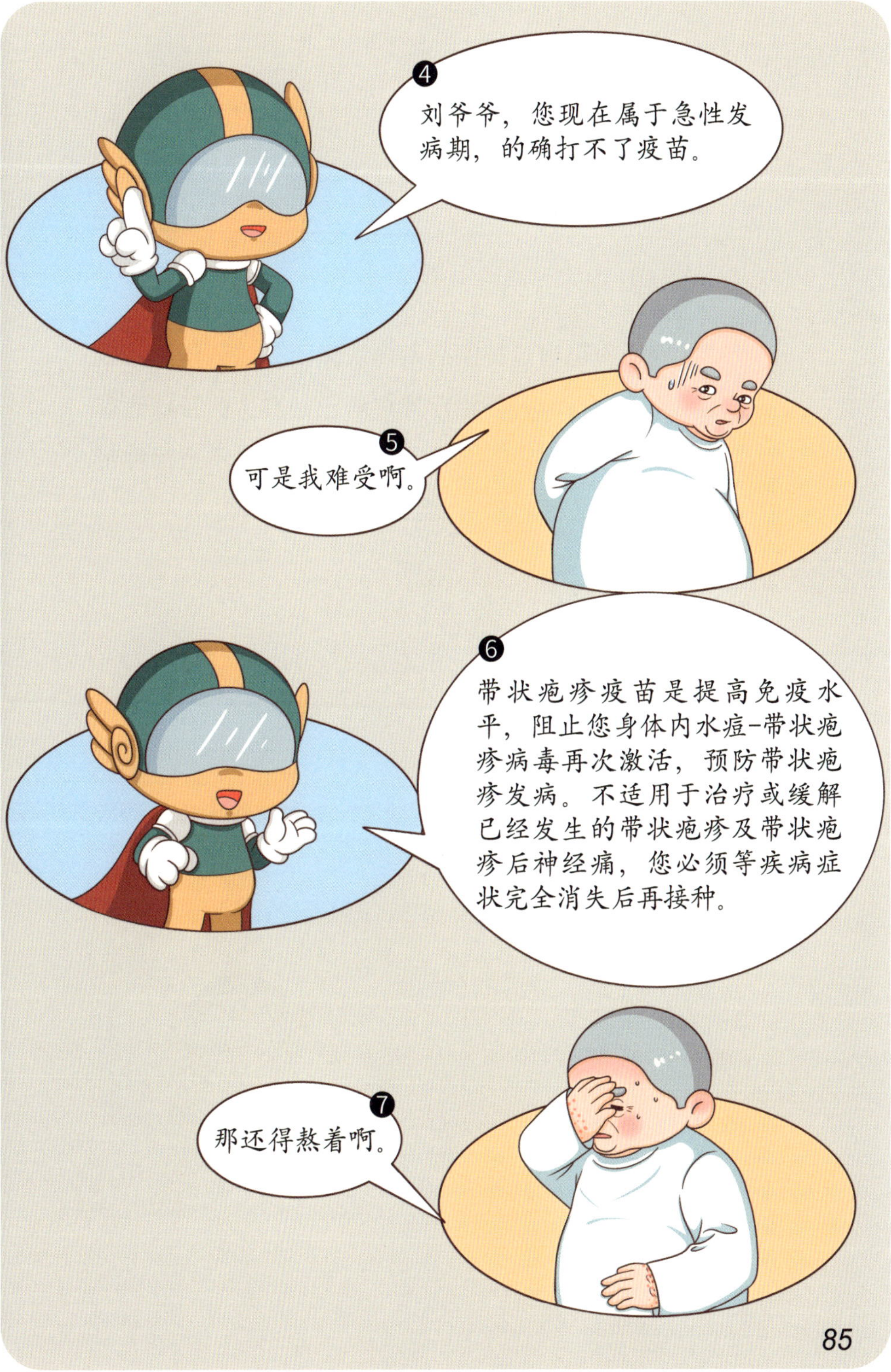
4
刘爷爷，您现在属于急性发病期，的确打不了疫苗。
5
可是我难受啊。
6
带状疱疹疫苗是提高免疫水平，阻止您身体内水痘-带状疱疹病毒再次激活，预防带状疱疹发病。不适用于治疗或缓解已经发生的带状疱疹及带状疱疹后神经痛，您必须等疾病症状完全消失后再接种。
7
那还得熬着啊。

【tips】

带状疱疹疫苗通过抑制病毒再次激活，达到预防带状疱疹的效果，但是并不能治疗或缓解已经发生的带状疱疹及带状疱疹后神经痛。目前处于感染期的患者不宜接种带状疱疹疫苗，建议疾病症状完全消失后再行接种。

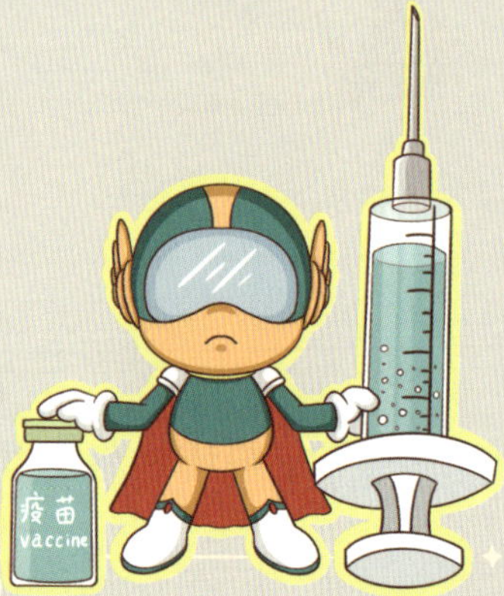

得过带状疱疹还有必要打疫苗吗

12

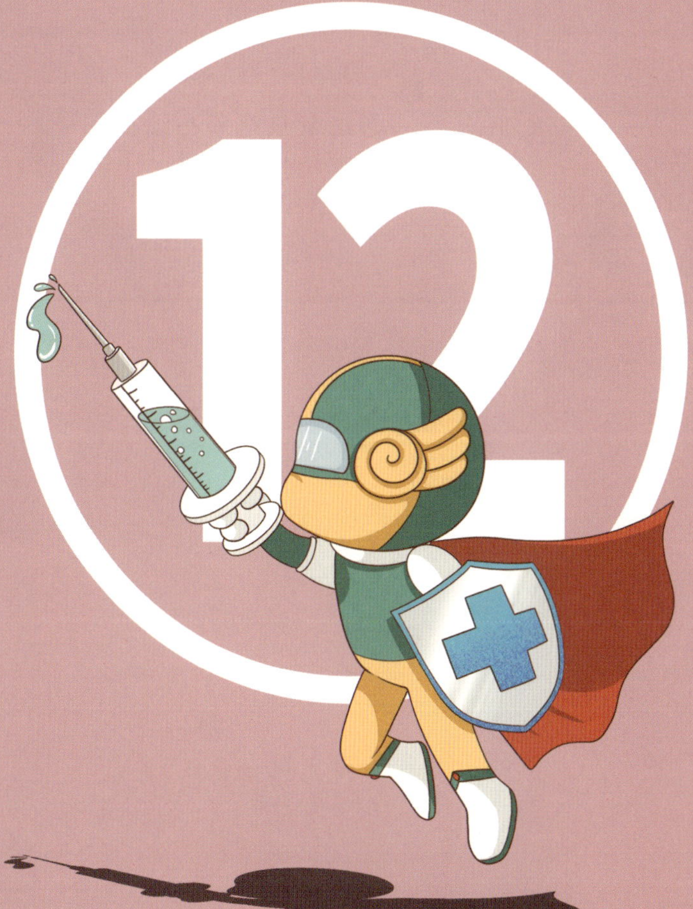

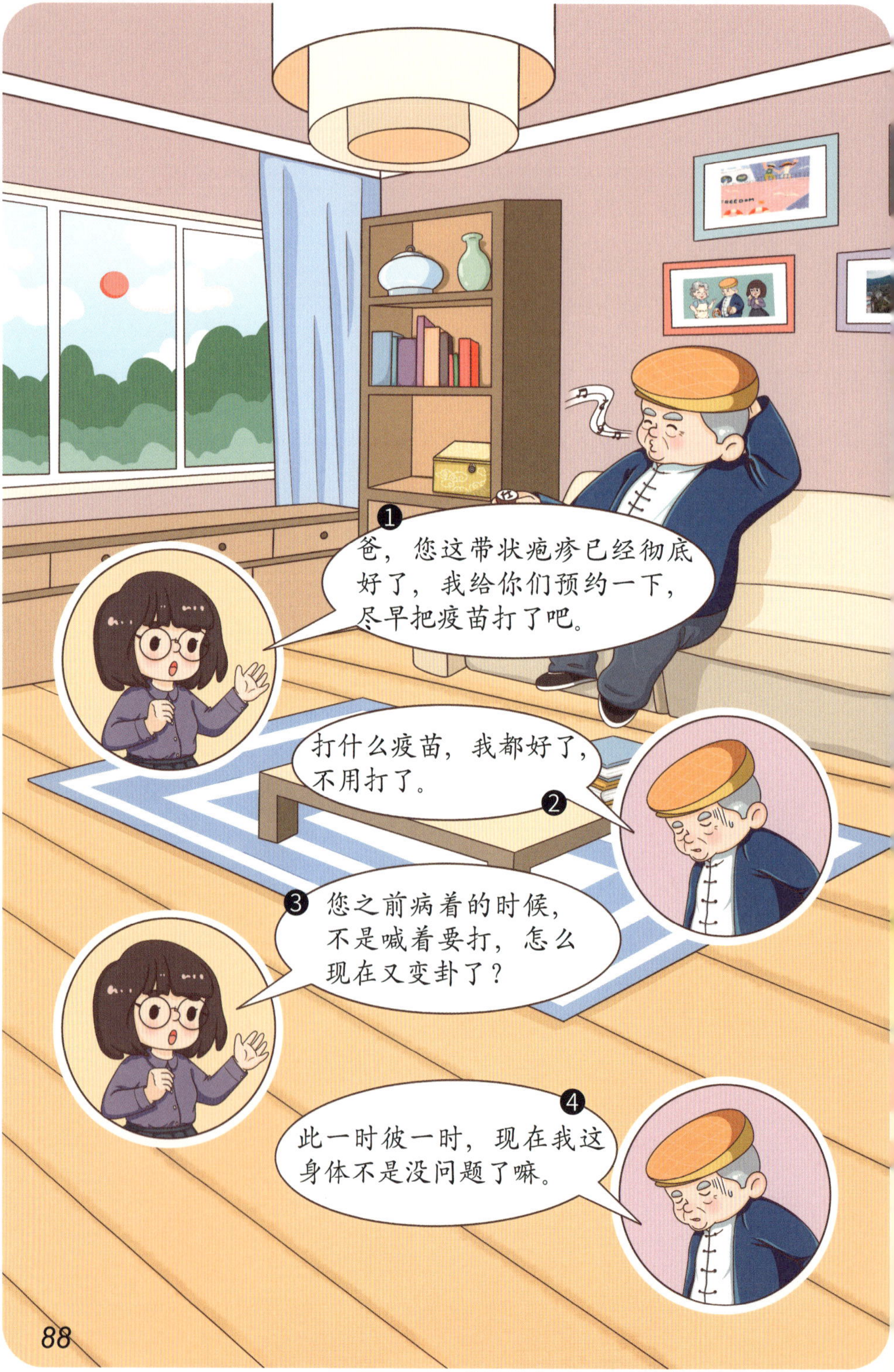
爸，您这带状疱疹已经彻底好了，我给你们预约一下，尽早把疫苗打了吧。
打什么疫苗，我都好了，不用打了。
您之前病着的时候，不是喊着要打，怎么现在又变卦了？
此一时彼一时，现在我这身体不是没问题了嘛。

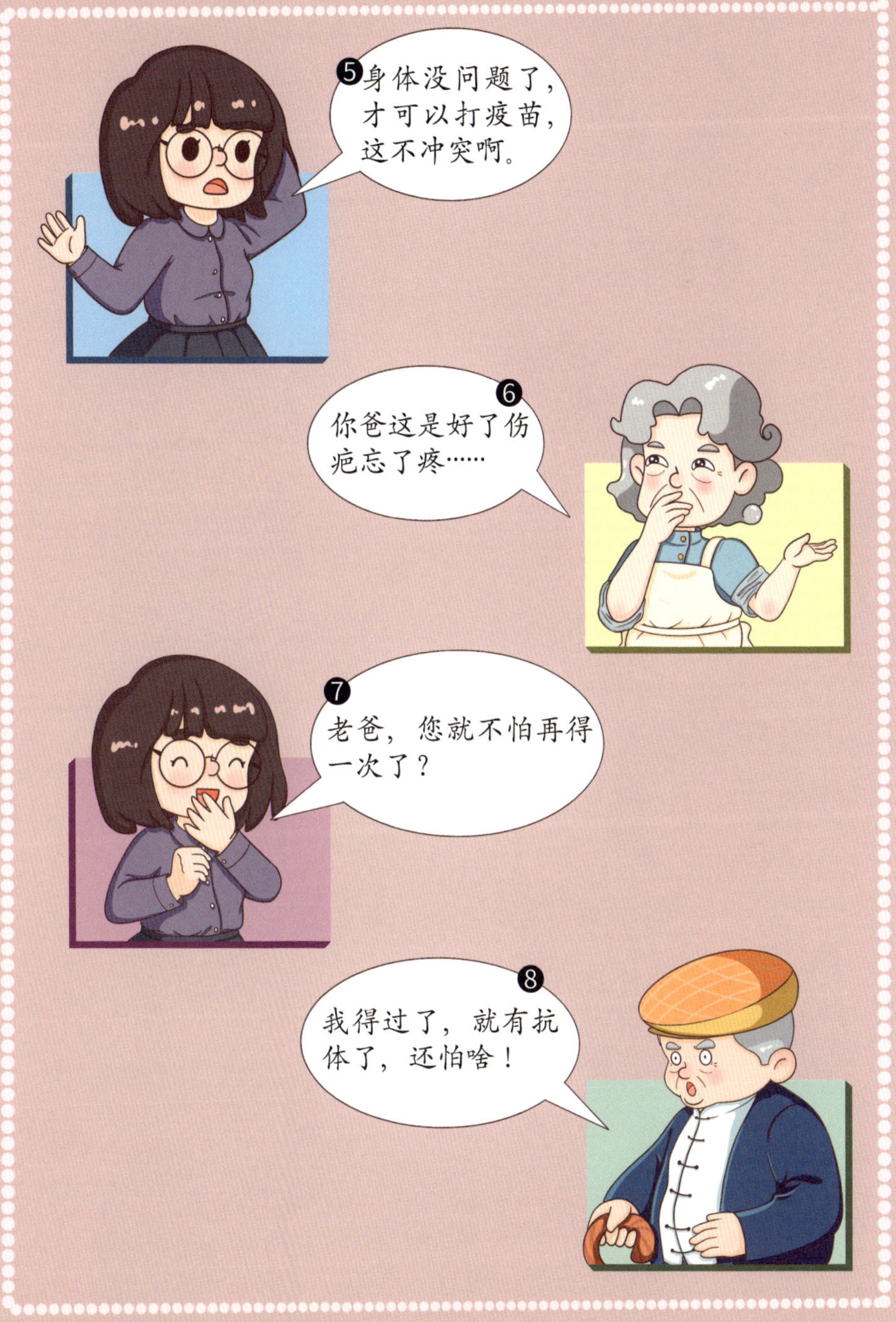

5 身体没问题了，才可以打疫苗，这不冲突啊。
6 你爸这是好了伤疤忘了疼……
7 老爸，您就不怕再得一次了？
8 我得过了，就有抗体了，还怕啥！

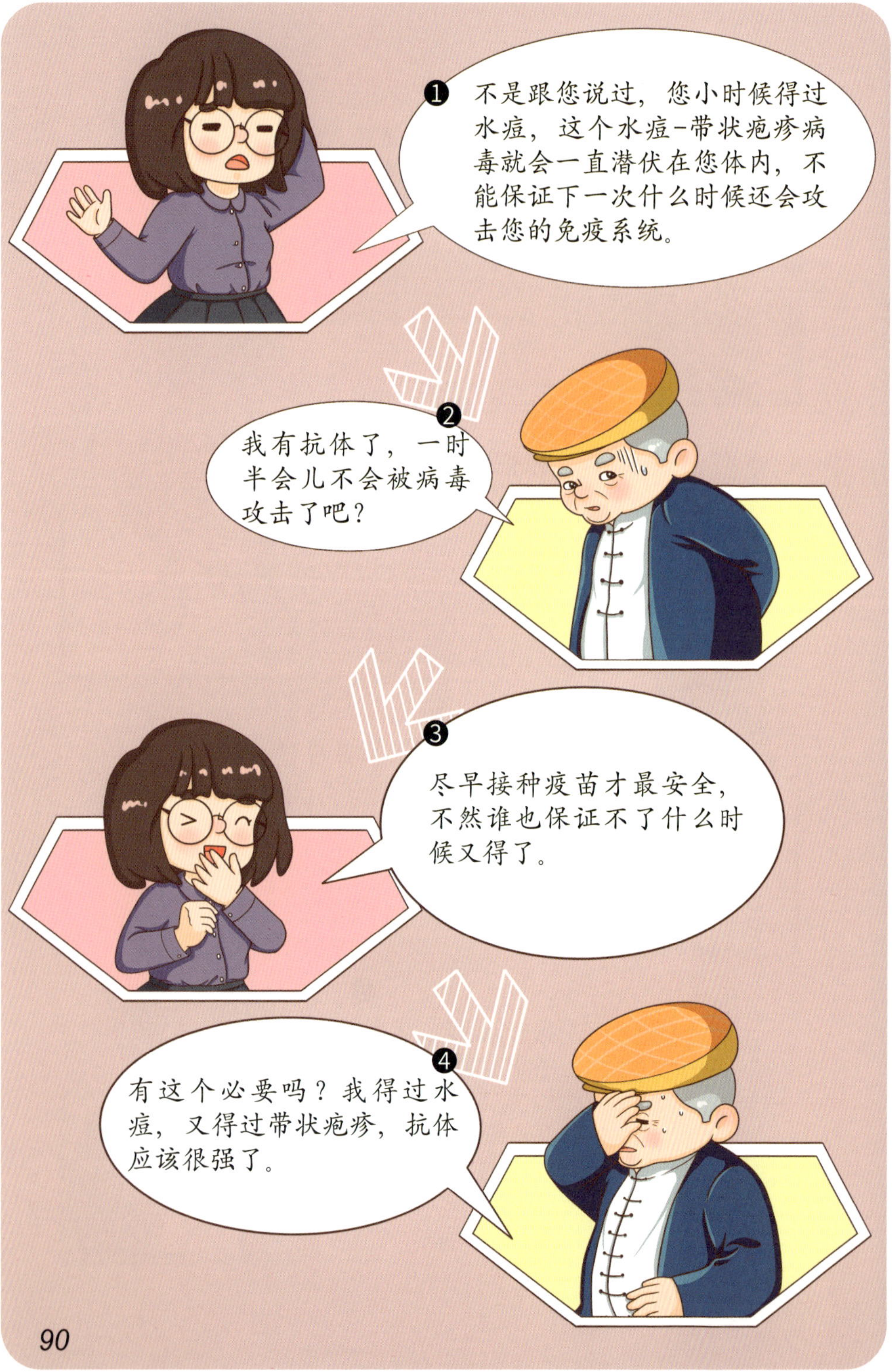
❶
不是跟您说过，您小时候得过水痘，这个水痘-带状疱疹病毒就会一直潜伏在您体内，不能保证下一次什么时候还会攻击您的免疫系统。
❷
我有抗体了，一时半会儿不会被病毒攻击了吧？
❸
尽早接种疫苗才最安全，不然谁也保证不了什么时候又得了。
❹
有这个必要吗？我得过水痘，又得过带状疱疹，抗体应该很强了。

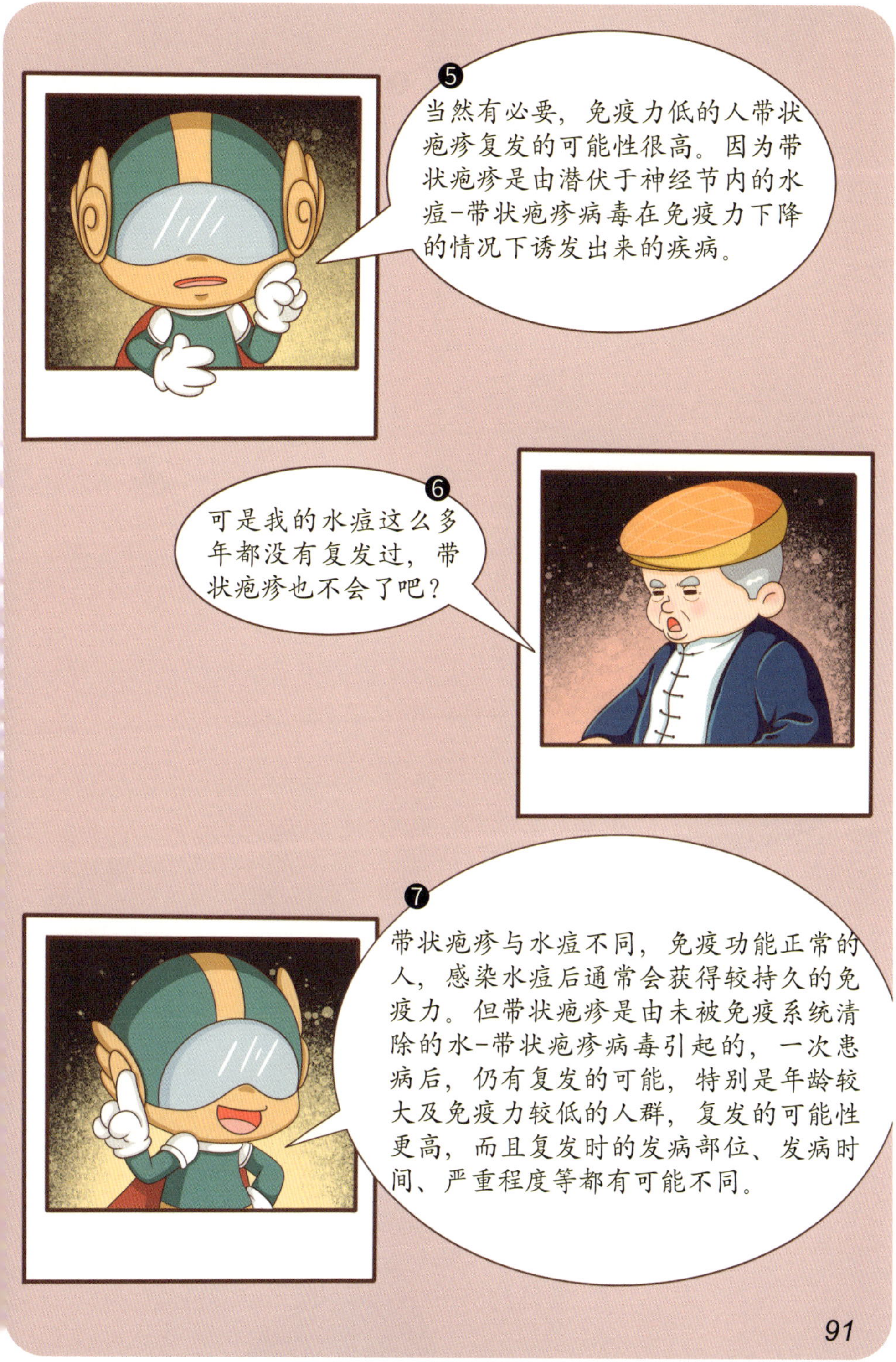
5
当然有必要，免疫力低的人带状疱疹复发的可能性很高。因为带状疱疹是由潜伏于神经节内的水痘-带状疱疹病毒在免疫力下降的情况下诱发出来的疾病。
6
可是我的水痘这么多年都没有复发过，带状疱疹也不会了吧？
7
带状疱疹与水痘不同，免疫功能正常的人，感染水痘后通常会获得较持久的免疫力。但带状疱疹是由未被免疫系统清除的水-带状疱疹病毒引起的，一次患病后，仍有复发的可能，特别是年龄较大及免疫力较低的人群，复发的可能性更高，而且复发时的发病部位、发病时间、严重程度等都有可能不同。

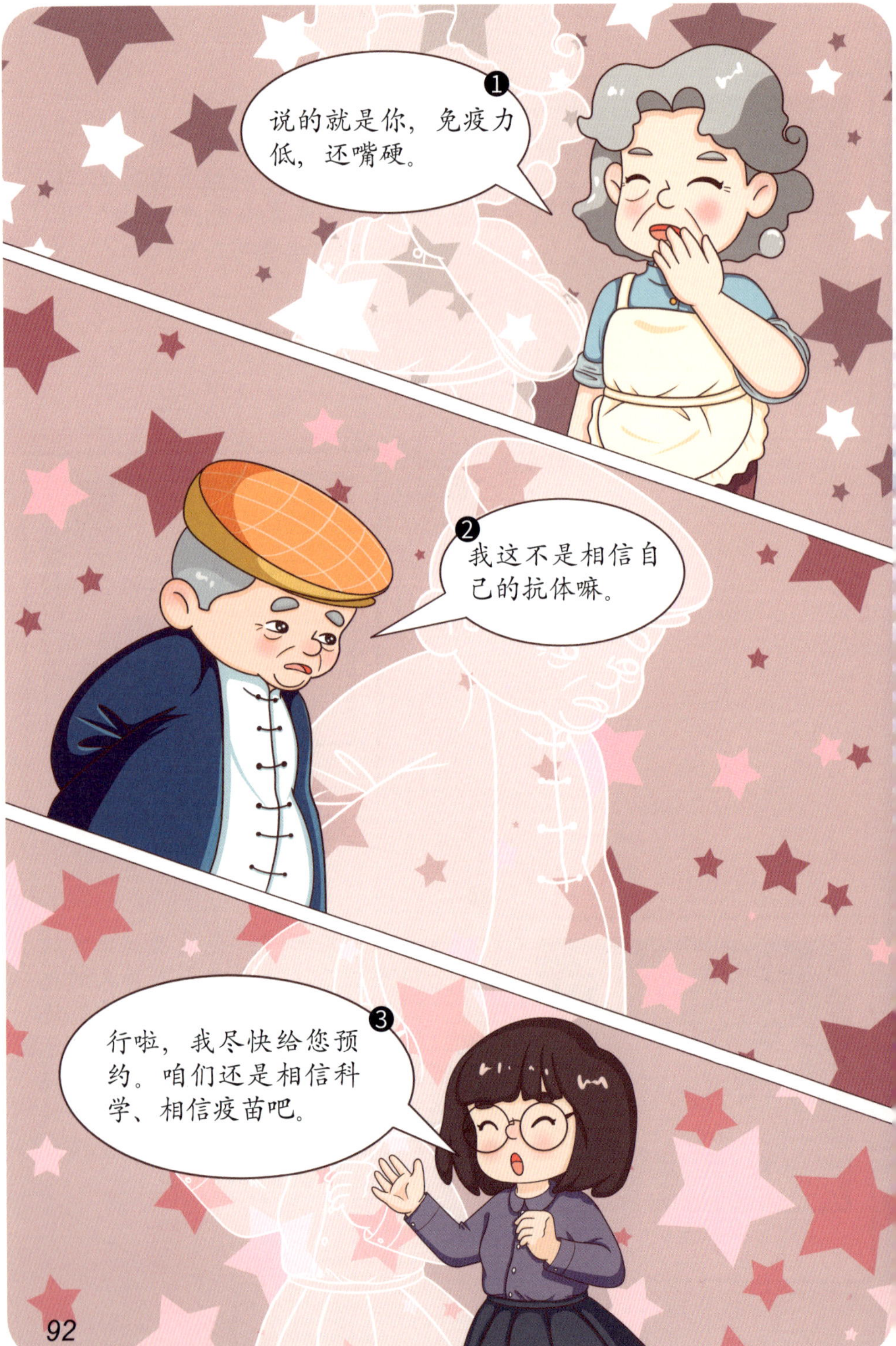

1
说的就是你，免疫力低，还嘴硬。
2
我这不是相信自己的抗体嘛。
3
行啦，我尽快给您预约。咱们还是相信科学、相信疫苗吧。

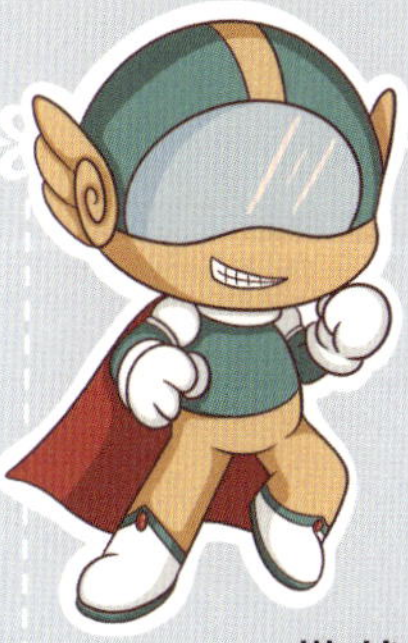

【tips】

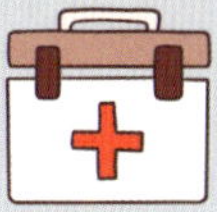

带状疱疹可复发，有带状疱疹病史的成人应接种带状疱疹疫苗，特别是年龄较大及免疫力较低的人群，其复发可能性更高。同时建议得过水痘的人群接种带状疱疹疫苗，因为带状疱疹是由感染水痘后潜伏于神经节内的水痘-带状疱疹病毒在免疫力下降等情况下诱发出来的疾病。正因为曾得过水痘，之后才会引发带状疱疹，但得过水痘后人体所获得的对于水痘的终生免疫力并不能预防带状疱疹，所以得过水痘的人群更应接种带状疱疹疫苗。

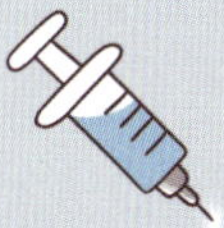

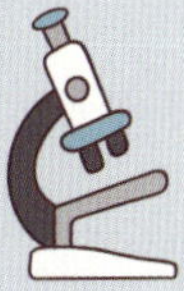

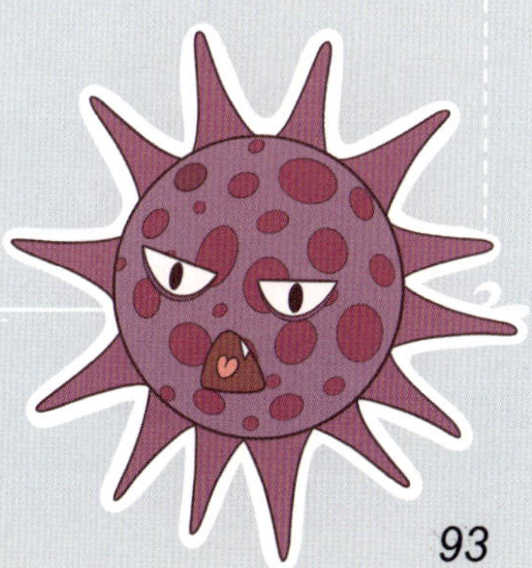

13 疫苗与免疫系统的亲密接触

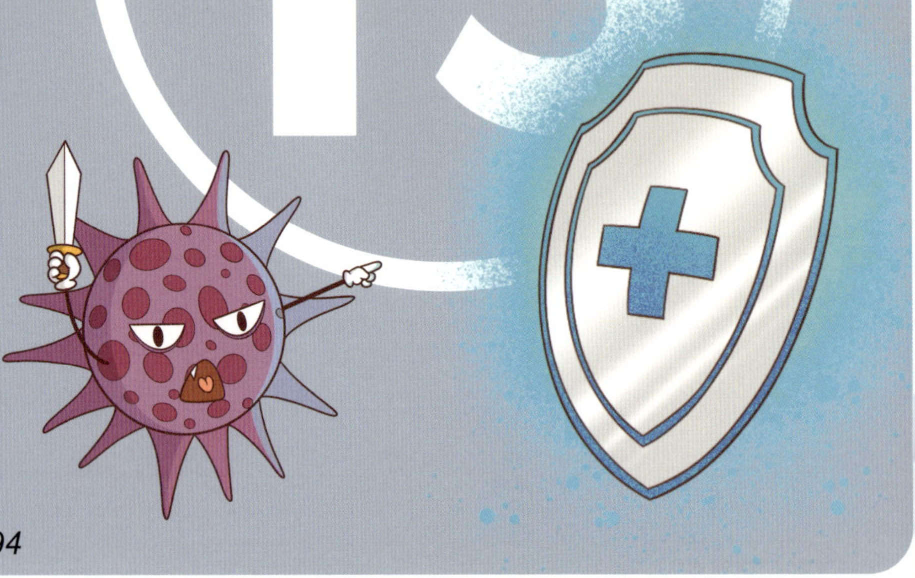

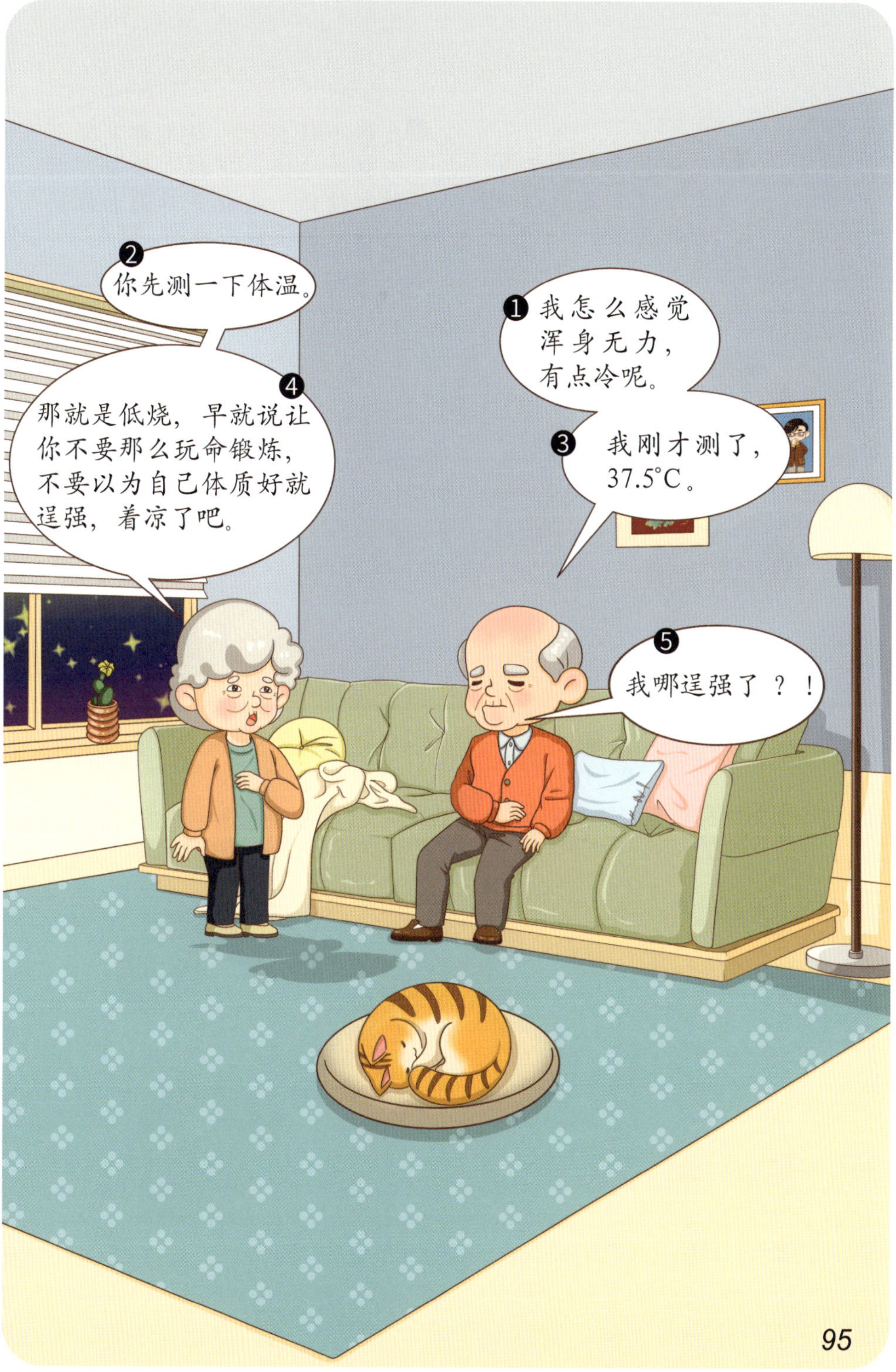

1 我怎么感觉浑身无力，有点冷呢。
2 你先测一下体温。
3 我刚才测了，37.5°C。
4 那就是低烧，早就说让你不要那么玩命锻炼，不要以为自己体质好就逞强，着凉了吧。
5 我哪逞强了？！

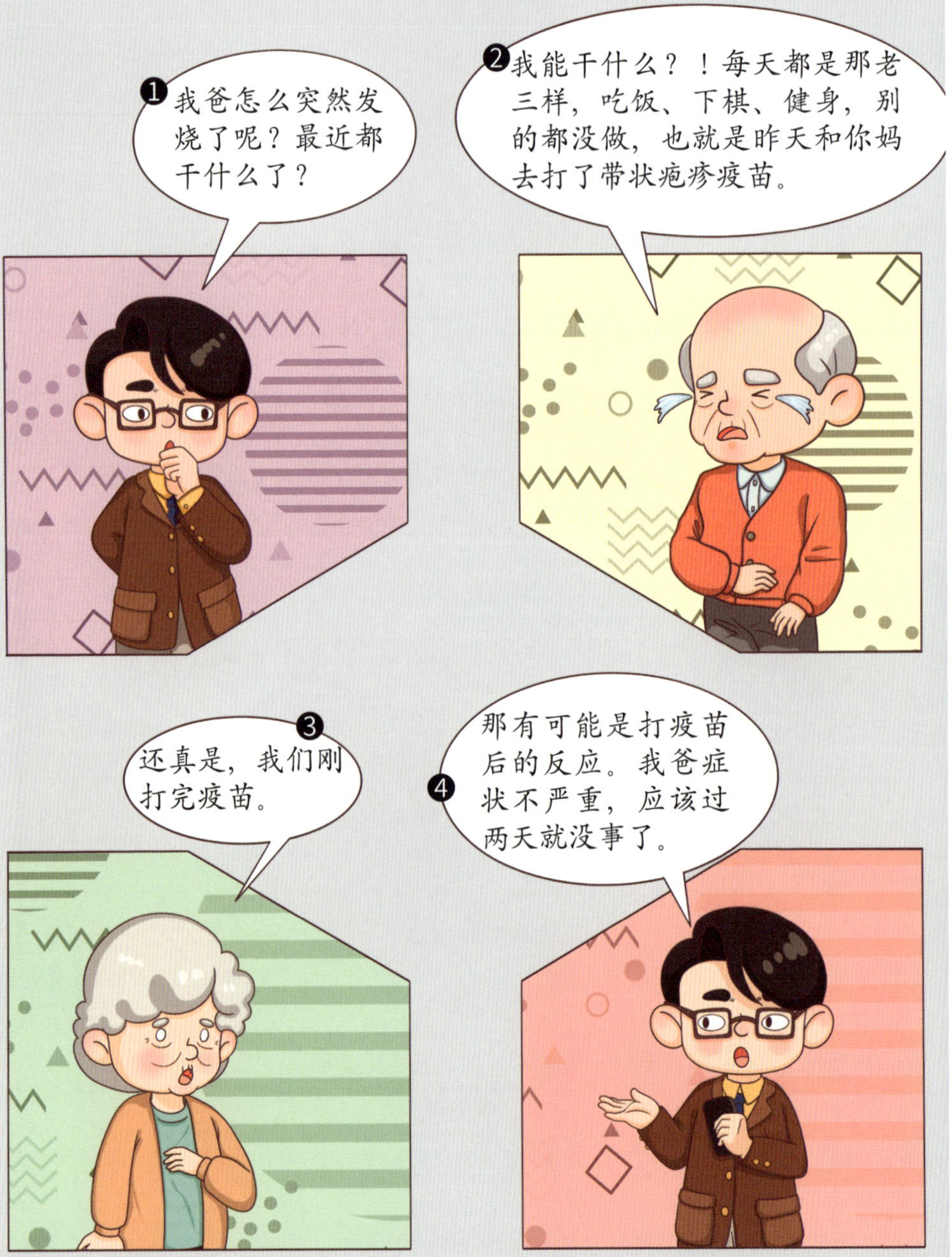
1 我爸怎么突然发烧了呢？最近都干什么了？
2 我能干什么？！每天都是那老三样，吃饭、下棋、健身，别的都没做，也就是昨天和你妈去打了带状疱疹疫苗。
3 还真是，我们刚打完疫苗。
4 那有可能是打疫苗后的反应。我爸症状不严重，应该过两天就没事了。

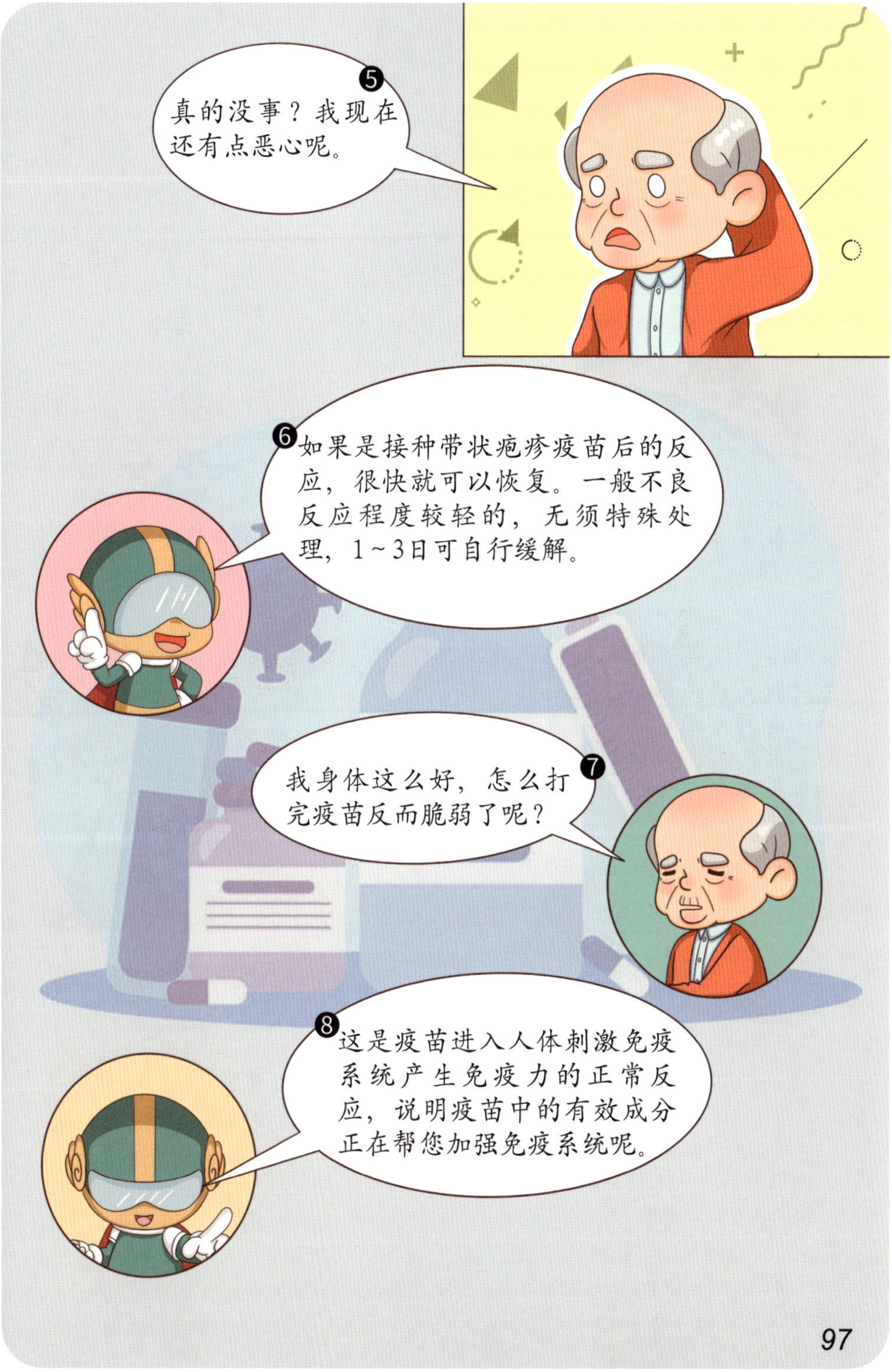
5
真的没事？我现在还有点恶心呢。
6
如果是接种带状疱疹疫苗后的反应，很快就可以恢复。一般不良反应程度较轻的，无须特殊处理，1～3日可自行缓解。
7
我身体这么好，怎么打完疫苗反而脆弱了呢？
8
这是疫苗进入人体刺激免疫系统产生免疫力的正常反应，说明疫苗中的有效成分正在帮您加强免疫系统呢。

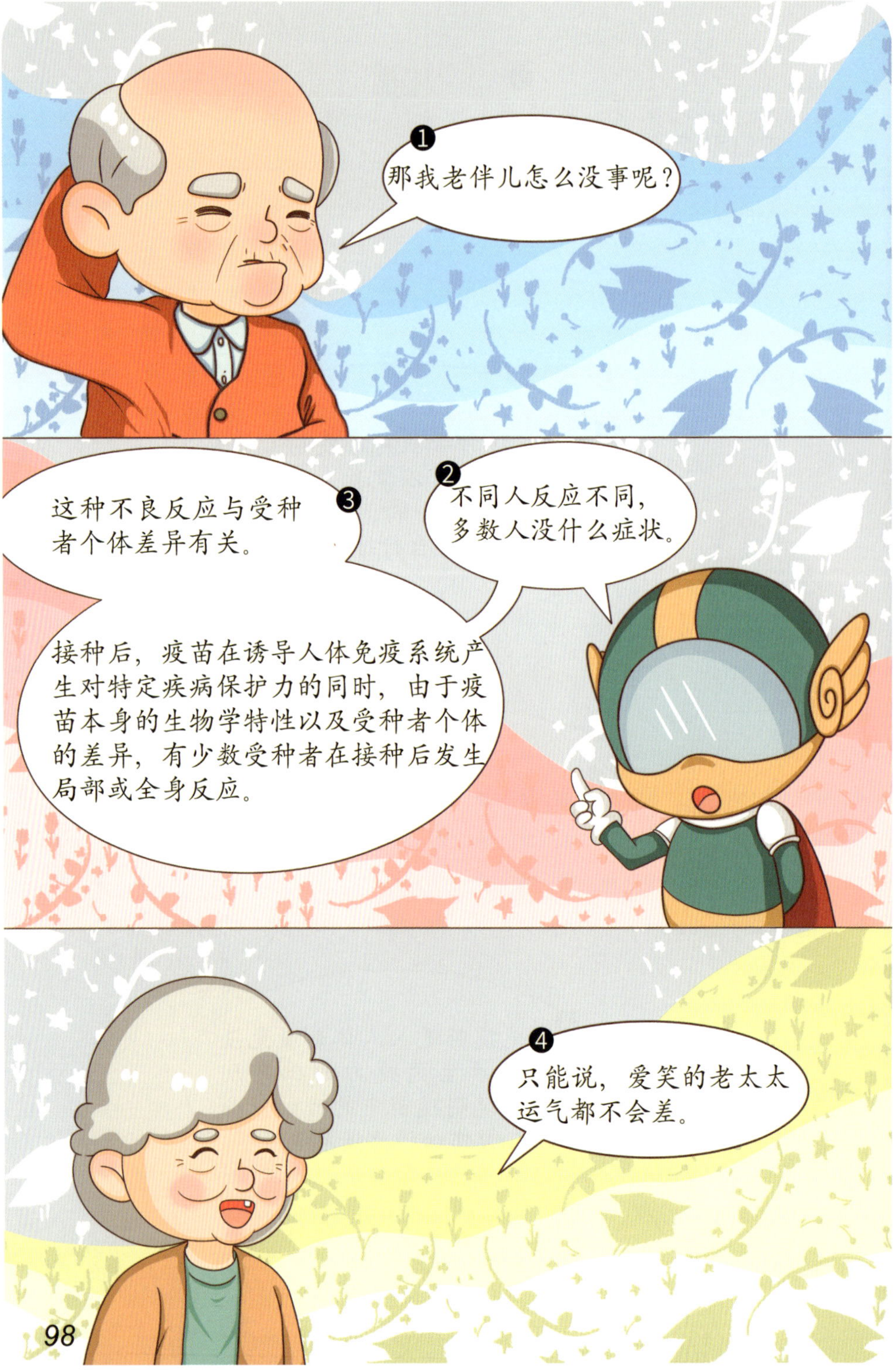

①那我老伴儿怎么没事呢？
②不同人反应不同，多数人没什么症状。
③这种不良反应与受种者个体差异有关。
接种后，疫苗在诱导人体免疫系统产生对特定疾病保护力的同时，由于疫苗本身的生物学特性以及受种者个体的差异，有少数受种者在接种后发生局部或全身反应。
④只能说，爱笑的老太太运气都不会差。

【tips】

接种带状疱疹疫苗存在出现不良反应的可能。常见的症状包括注射部位疼痛、发红和肿胀；全身可能出现肌痛、疲乏、头痛、寒战、发热、胃肠道症状（如恶心、呕吐、腹泻和腹痛）等。局部和全身反应大多为轻中度，持续时间短暂。对于上述症状，轻者无须特殊治疗，对症处理并注意局部清洁和预防感染，一般1～3日可自行缓解；如出现严重不适，应报告接种点工作人员，必要时及时就医。

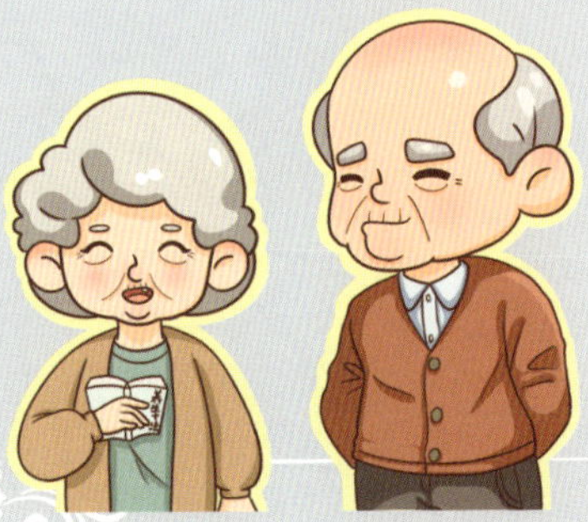

带状疱疹疫苗是否需要每年接种

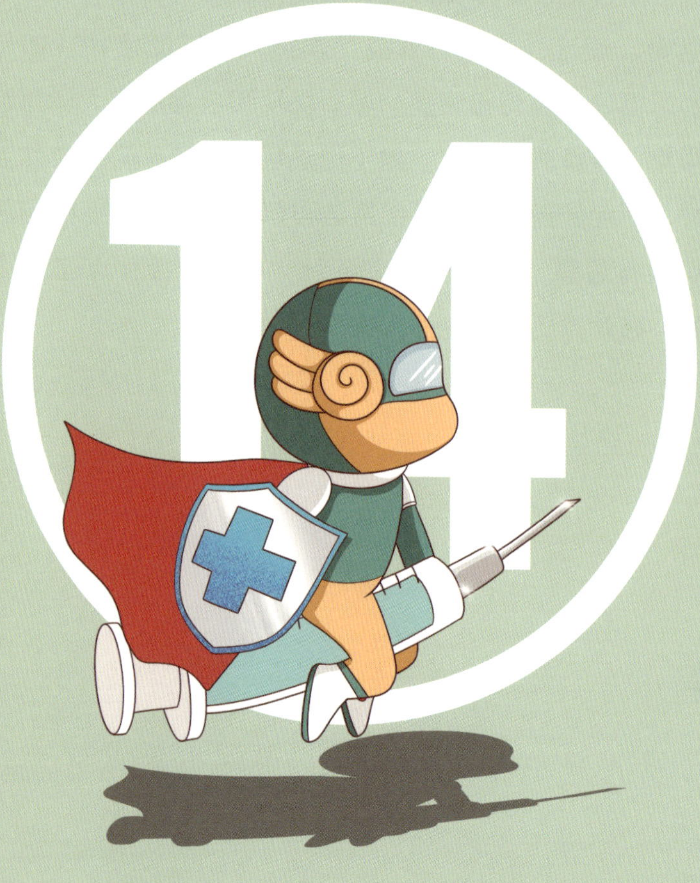

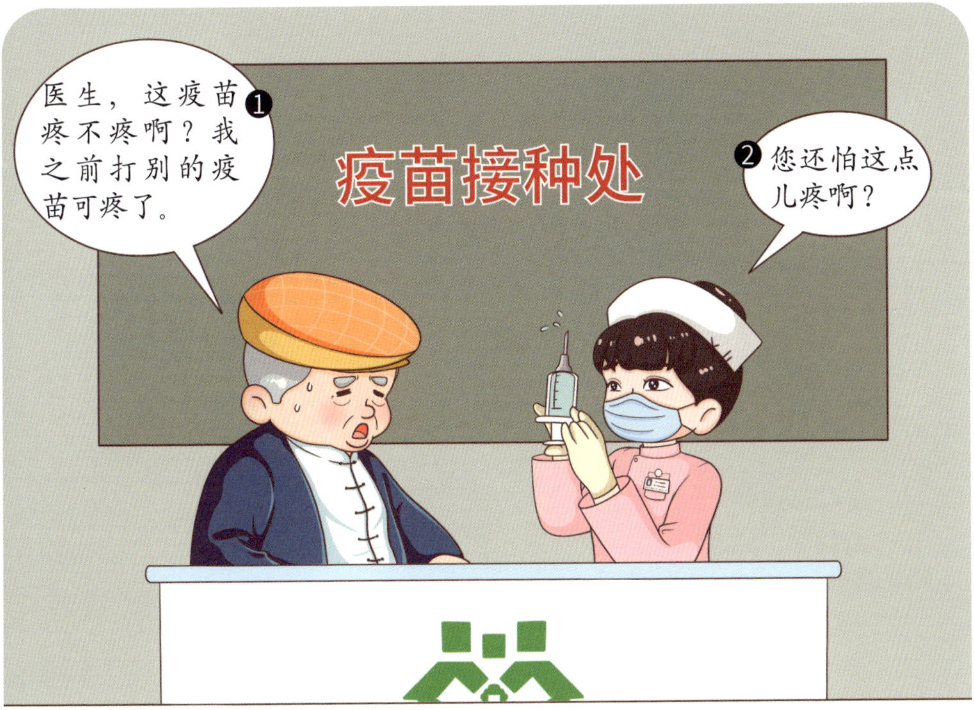

1 医生，这疫苗疼不疼啊？我之前打别的疫苗可疼了。
疫苗接种处
2 您还怕这点儿疼啊？

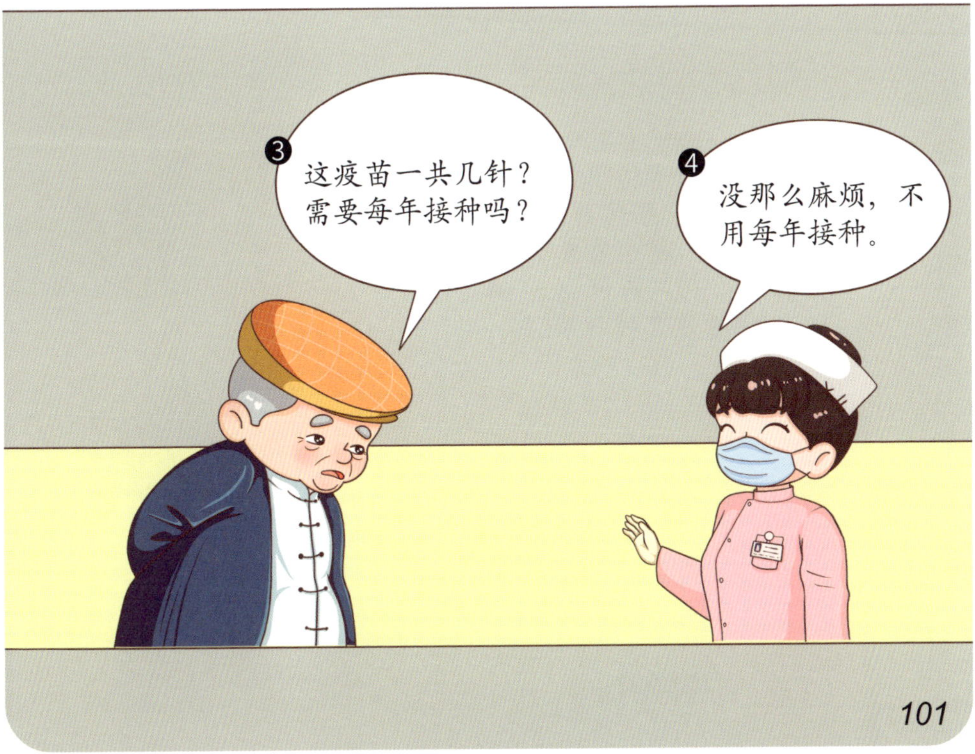

3 这疫苗一共几针？需要每年接种吗？
4 没那么麻烦，不用每年接种。

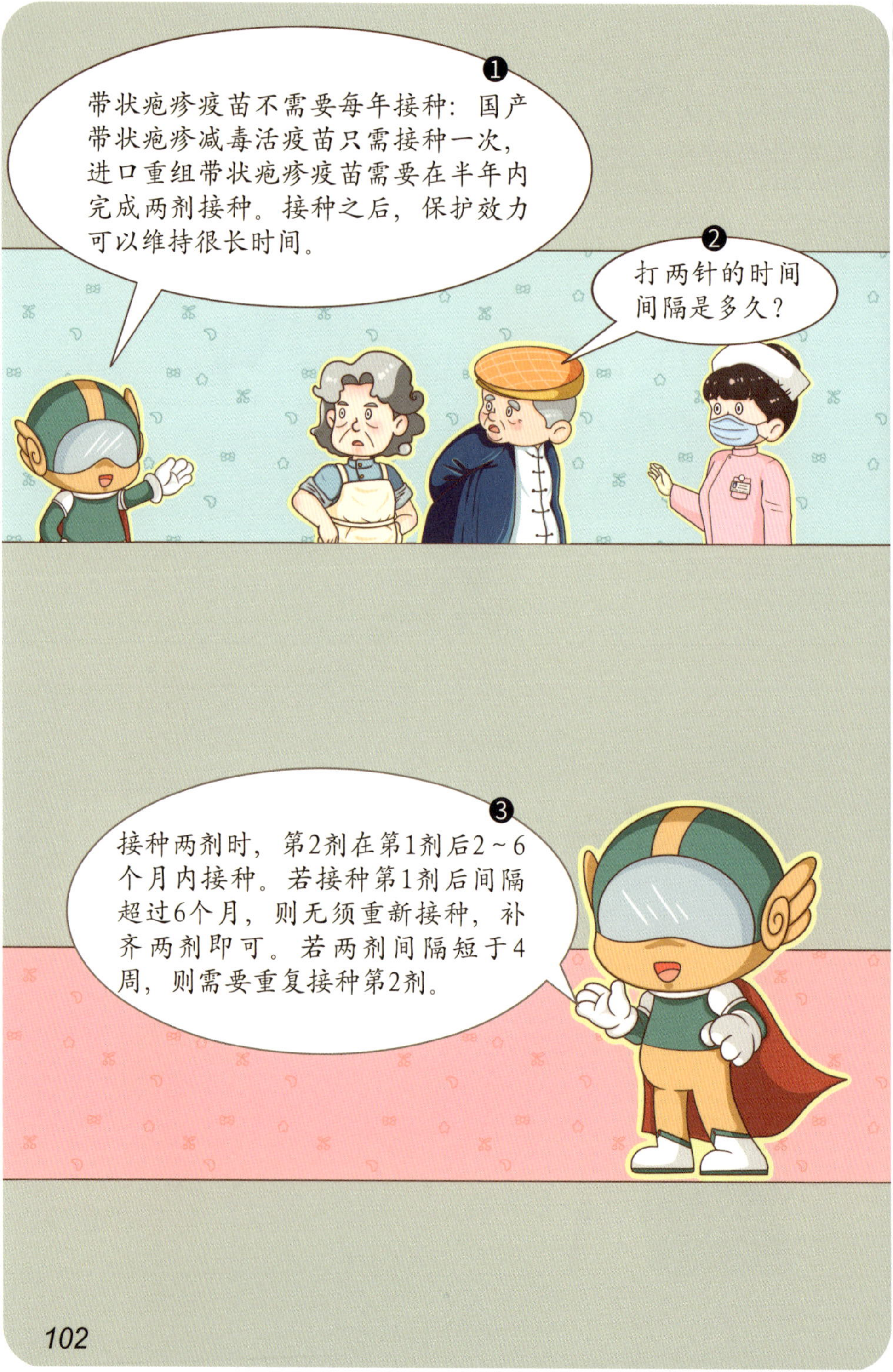
❶
带状疱疹疫苗不需要每年接种：国产带状疱疹减毒活疫苗只需接种一次，进口重组带状疱疹疫苗需要在半年内完成两剂接种。接种之后，保护效力可以维持很长时间。
❷
打两针的时间间隔是多久？
❸
接种两剂时，第2剂在第1剂后2～6个月内接种。若接种第1剂后间隔超过6个月，则无须重新接种，补齐两剂即可。若两剂间隔短于4周，则需要重复接种第2剂。

【tips】

目前我国有两种不同类型的带状疱疹疫苗可供使用，一种是2020年引入的进口重组带状疱疹疫苗，另一种是2023年获批上市的国产带状疱疹减毒活疫苗。居民可向居住地所在的社区卫生服务中心或医院咨询预约，按照各机构免疫接种流程进行接种。

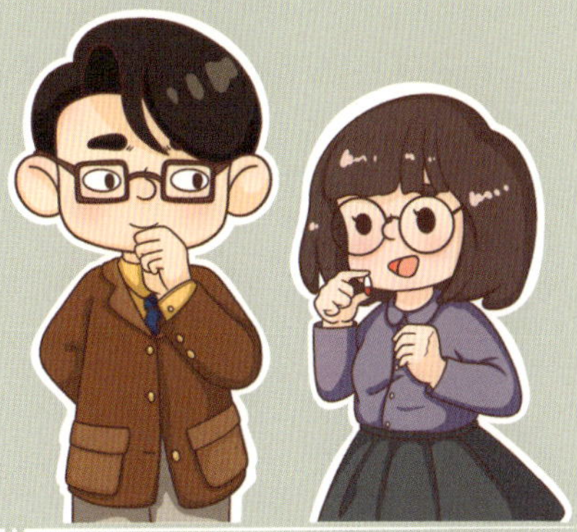